中国医学临床百家·病例精解

U0333649

首都医科大学附属北京地坛医院

感染性疾病病例
影像精解

金荣华 ◎ 总主编

谢汝明　关春爽 ◎ 主　编

科学技术文献出版社
SCIENTIFIC AND TECHNICAL DOCUMENTATION PRESS

·北京·

图书在版编目（CIP）数据

首都医科大学附属北京地坛医院感染性疾病病例影像精解 / 谢汝明，关春爽主编. —北京：科学技术文献出版社，2024.3
ISBN 978-7-5235-1189-3

Ⅰ.①首…　Ⅱ.①谢…　②关…　Ⅲ.①感染—疾病—影像诊断—病案　Ⅳ.① R445

中国国家版本馆 CIP 数据核字（2024）第 039488 号

首都医科大学附属北京地坛医院感染性疾病病例影像精解

策划编辑：蔡　霞　　责任编辑：夏　琰　　责任校对：张　微　　责任出版：张志平

出　版　者	科学技术文献出版社
地　　　址	北京市复兴路15号　　邮编　100038
编　务　部	(010) 58882938，58882087（传真）
发　行　部	(010) 58882868，58882870（传真）
邮　购　部	(010) 58882873
官方网址	www.stdp.com.cn
发　行　者	科学技术文献出版社发行　全国各地新华书店经销
印　刷　者	北京虎彩文化传播有限公司
版　　　次	2024 年 3 月第 1 版　2024 年 3 月第 1 次印刷
开　　　本	787×1092　1/16
字　　　数	139千
印　　　张	12.75
书　　　号	ISBN 978-7-5235-1189-3
定　　　价	118.00元

首都医科大学附属北京地坛医院病例精解

编委会

总 主 编 金荣华

副 主 编 陈效友　杨志云　李　鑫　蒲　琳

学术顾问 范小玲　郭利民　李兴旺　刘　庄　孙静媛

　　　　　　王融冰　赵玉千

编　　委（按姓氏笔画排序）

王　宇	王　鹏	王宪波	王彩英	牛少宁
毛菲菲	冯恩山	邢卉春	伦文辉	向　攀
刘庆军	刘景院	关春爽	江宇泳	孙挥宇
纪世琪	李　丽	李　坪	李常青	李新刚
杨学平	吴　焱	吴其明	宋毓青	张　伟
张　瑶	陈志海	陈京龙	周新刚	庞　琳
赵红心	赵昌松	郜桂菊	段雪飞	黄宇明
蒋　力	程　灏	谢　尧	谢　雯	谢汝明

首都医科大学附属北京地坛医院
感染性疾病病例
影像精解

编委会

主编简介

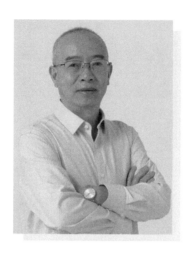

谢汝明

医学硕士，主任医师。现任首都医科大学附属北京地坛医院影像中心主任。兼任中国防痨协会多学科诊疗专业分会副主任委员、中国医药质量管理协会医学影像质量研究委员会副主任委员、中国性病艾滋病防治协会感染影像工作委员会常务委员、中国防痨协会临床专业分会常务委员。1991年毕业于华西医科大学，以胸部疾病影像诊断为研究方向。近年来参编著作10部，署名第一作者或通讯作者的论文共40篇，其中SCI收录20余篇，累计影响因子70余分。

主编简介

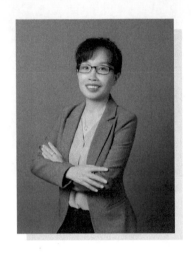

关春爽

医学博士，主任医师。现任北京癌症防治学会消化道肿瘤影像专业委员会委员、北京影像诊疗技术创新联盟青年委员会委员。2004年毕业于首都医科大学，以胸部疾病影像诊断为研究方向。近年来参编著作1部，署名第一作者的论文共15篇，其中SCI收录12篇，累计影响因子40余分。

序 言

  疾病诊疗过程，如同胚胎发育过程，在临床实践的动态变化中孕育、萌发、生长和长成。这一过程需要逻辑思维和临床推理，充满了趣味和挑战。临床医生必须知道如何依据基础病理生理学知识来优先选择检查项目并评估获得的信息，向患者提供安全、可靠和有效的诊疗。

  患者诊疗问题的解决，一方面，离不开医生与患者面对面的沟通交流；另一方面，在以上基础上进行临床推理（涉及可清晰描述的、可识别的和可重复的若干项启发性策略），这一过程包括最初设想的形成、一种或多种假设的产生、问诊策略的进一步扩展或优化，以及适当临床技能的应用，最终找到病症所在。

  以案为思，以案促诊。"首都医科大学附属北京地坛医院病例精解"丛书中的每个病例都按照病历摘要、病例分析和病例点评进行编写。读者从中可以了解到在获得病史、体格检查信息后，辅助检查项目和诊断措施在每个病例完整资料库的构建中各自所起的作用和相对的价值。弄清主诉的细节，决定哪些部位和功能需要检查，评估所得到的信息，并决定还需要做些什么。书中也有部分疑难病例给出了大量的病症确诊技术应用实例，而这些技术正是临床医生应该带入临床思维活动中并学会选择的。病例分析和病例点评呈现的是临床医生的逻辑思维与积累的临床经验的融合及应用，也包括新技术的应用和对疾病的新认知，鼓励读者在阅读每个案例后提出自己的逻辑推理，然后与编者的逻辑相比较，以便提升自己的诊疗技能，尽可能避免使用不必要的诊断措施。

"地坛人"与传染病和感染性疾病的斗争历经 76 载风雨，医院由单一的传染病科发展成为集防、治、保、康为一体的大型综合医院，以治疗与感染和传染相关的急、慢性疾病为鲜明特点，在临床诊疗中积累了丰富的病例资源。本丛书各分册编委会结合感染性疾病和本学科疾病谱特点，力争展现在诊疗中如何获得并处理患者信息，正确使用临床诊断技巧，得出合理、可信的诊断结论，制订诊疗计划，关注患者结局，提升患者就医体验和减轻患者疾病负担。以丛书形式出版旨在体现临床学科特点，与广大同人分享宝贵经验，拓展临床思维，提升诊疗水平，惠及更多的患者。

　　本丛书的编写凝聚了首都医科大学附属北京地坛医院专家们的智慧，得到了密切合作的兄弟医院专家们的大力支持与帮助，在此表示衷心的感谢。由于近年来工程科学与计算和信息科学进一步结合，推动了生命科学和生物技术的发展，新技术、新材料、新方法不断涌现，加之临床思维又是一个不断精进的过程，而我们也受知识所限，书中若有不足之处，诚望同人批评指正。

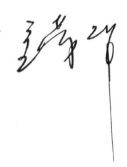

2023 年 12 月于北京

前　言

　　凡是由病原微生物引起的疾病统称为感染性疾病，其中传染较强、可引起宿主间相互传播的疾病称为传染病。感染性疾病是人类最常见的一大类疾病，病原种类多，包括细菌、病毒、真菌，还有其他的病原微生物，如立克次体、衣原体、支原体等。其中人类免疫缺陷病毒（human immunodeficiency virus，HIV）自 20 世纪后期至 21 世纪传播以来，形成获得性免疫缺陷综合征（acquired immunodeficiency syndrome，AIDS），简称艾滋病，已成为人类历史上最具破坏力的疾病之一，HIV 导致人体细胞免疫功能的缺失，从而出现各种各样的机会性感染和肿瘤，其感染类型和病理基础错综复杂，使诊断更为困难。因此，提高对影像征象的识别，以及对每种疾病影像特点的掌握和灵活应用的能力显得尤为重要，这样对诊断疾病将更有把握。近年来，严重急性呼吸综合征（severe acute respiratory syndrome，SARS）、人禽流感、甲型 H1N1、新型冠状病毒感染等新发突发传染病的发生，对人类的生活产生了巨大的影响，这些传染病不仅传播性强，而且病死率高，对这些新发突发传染病快速有效的诊断显得特别重要，除了临床症状及实验室检查之外，影像学检查作为一项重要的辅助检查，能够为临床提供客观的诊断依据。

　　医学影像涵盖多种影像诊断技术，包括 X 线、CT、磁共振成像、超声及核医学等。同时，随着新的影像诊断技术及人工智能的快速发展，医学影像在感染性疾病的诊断与鉴别诊断中发挥出越来越重要的作用。感染性疾病可涉及全身所有系统，病原繁多，病情复杂，部分病原重叠感染，影像表现更加多样。而且，"同影异病"和"同病异影"是医学影像的特点，这更增加了感染性疾病的诊断难度。对于不同部位的感染性疾病，如何利用不同影像检查技术的优点，如何采用合理有效的影像检查方法，如何将不同影像检查方法结合，进而在感染性疾病的诊断及鉴别诊断中做出明确判断，提高诊断效能，为临床提供诊断依据，缩小鉴别诊断范围，观察治疗效果，为临床和患者提供有力帮助，是一项非常重要的任务。目前，对多数新发突发传染病致病机制尚缺乏足够的认识，特别是新型冠状病毒感染疫情发生以来，影像诊断在临床诊断、鉴别诊断、疗效评估及判断预后等方面发挥了巨大作用。在新型冠状病毒感染流行初期，病原体检测较复杂，时间较长，胸部CT在早期筛查诊断方面发挥了不可替代的作用。

　　本分册为感染性疾病病例影像精解，所选病例来源于首都医科大学附属北京地坛医院精选案例。每个病例按照基本信息、辅助检查、影像学检查、诊断、诊断要点、鉴别诊断、病例分析及病例点评的内容依次进行阐述，重点是从影像描述中认识影像征象，从诊断及鉴别诊断中探讨疾病的个性与共性，从病例分析中进一步了解疾病的发生、发展过程，从病例点评中学会诊断思路。本书病例丰富，图文并茂，实用性强，面向放射科医生、临床医生及医学生等。

　　医学影像作为临床诊断中一项非常重要的辅助检查，也具有一定的局限性，在影像诊断的过程中，一定要结合病史、临床症状及其他相关辅助检查，综合考虑做出明确诊断。作为影像诊断医生，要善于应用不同影像检查方法，善于总结不同感染性疾病的影像征象，最大限度地为临床诊断提供影像诊断支持。

谢汕明　关春爽

目　录

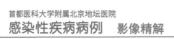

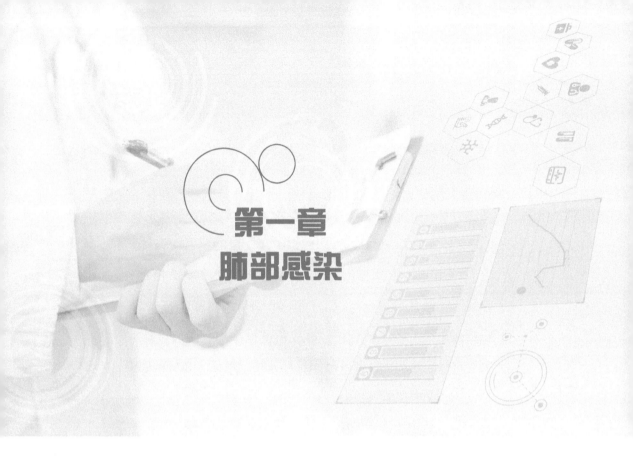

第一章
肺部感染

病例 1 艾滋病合并肺结核

病历摘要

【基本信息】

患者，女性，23岁。主诉：左颈部肿物半年，HIV抗体初筛阳性1天。

现病史：半年前无明显诱因出现左侧颈部肿块，当地医院抗感染治疗，肿块有缩小，之后再次肿大，并伴有发热，体温最高39℃。3个月前于当地医院就诊，行肿块穿刺术，病理考虑炎症，未经特殊诊治，此后肿块反复肿大，并伴有化脓及破溃。

【辅助检查】

白细胞计数 12.38×10^9/L，中性粒细胞百分比 96.2%，中性粒细胞计数 11.91×10^9/L，淋巴细胞计数 0.21×10^9/L，单核细胞计数 0.05×10^9/L，红细胞计数 2.19×10^{12}/L，血红蛋白 59 g/L，血小板计数 1.2×10^9/L。C 反应蛋白 307.7 mg/L。降钙素原 5.97 ng/mL。动态红细胞沉降率 64 mm/h。CD4$^+$T 淋巴细胞 6 个 /μL。左颈部脓性分泌物抗酸染色见到抗酸杆菌；肺泡灌洗液涂片及支气管镜黏膜活检见大量抗酸染色阳性杆菌及凝固性坏死物，考虑分枝杆菌感染。

【影像学检查】

（1）肺窗（图 1-1）：双肺上叶小叶间隔增厚，双肺弥漫大小不等、分布不均匀粟粒结节、小结节，边界较清晰，右肺下叶背段斑片实变影，近端与右肺门病灶相延续，边缘磨玻璃密度，其内见空气支气管征。

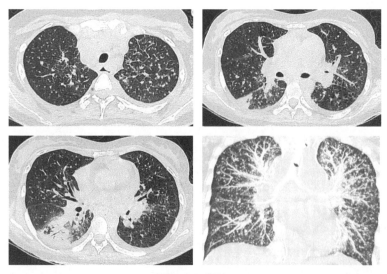

图 1-1　肺窗

（2）纵隔窗（图 1-2）：纵隔及双侧肺门多发增大淋巴结，部分融合，中心密度较低，部分淋巴结内含气；双侧少量胸腔积液。

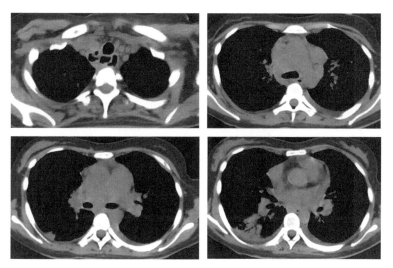

图 1-2　纵隔窗

（3）腹窗（图 1-3）：右侧第 8 肋骨连续性中断，周围见软组织密度增厚，脾脏多发不规则稍低密度影。

（4）骨窗（图 1-4）：胸 9、胸 10 椎体散在斑片低密度骨质破坏区，椎体周围见软组织密度。

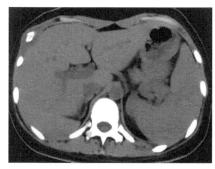

图 1-3　腹窗

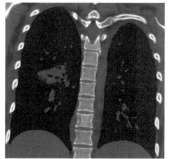

图 1-4　骨窗

【诊断】

肺结核、骨结核、脾结核。

【诊断要点】

（1）青年女性，HIV 感染诊断明确，免疫功能低下，发热，炎症指标增高，颈部皮肤破溃。

笔记

（2）双肺弥漫粟粒结节，大小不等、分布不均匀，边界较清晰。

（3）右肺下叶斑片实变影，内见空气支气管征，边缘磨玻璃密度，病灶近端与右肺门病灶相延续。

（4）纵隔及双肺门多发增大淋巴结伴融合，中心密度低，淋巴结含气。

（5）双侧胸腔积液。

（6）右侧肋骨病理性骨折伴周围冷脓肿形成，胸椎体骨质破坏伴周围冷脓肿形成。

（7）脾脏多发低密度灶。

【鉴别诊断】

该患者肺部影像学检查所见尚需与以下疾病相鉴别。

（1）马尔尼菲篮状菌肺炎：主要发生于免疫功能低下患者，是由马尔尼菲篮状菌引起的深部真菌感染，皮肤"脐凹"样皮疹为临床特征之一。病变多累及两肺，无明显特征性表现，可表现为斑片实变影、磨玻璃密度影、结节及粟粒结节，部分伴小叶间隔增厚，粟粒结节多边界模糊，也可表现为多发空洞性病变，空洞之间分界不清、壁厚薄不均。马尔尼菲篮状菌引起的淋巴结病变与淋巴结结核鉴别困难，需结合临床及实验室检查。

（2）非结核分枝杆菌肺病：临床症状和局部损害表现与结核病相似，在无菌种鉴定结果的情况下，可能长期被误诊为结核病。病变多累及上叶尖后段和前段，影像表现为结节、斑片实变、空洞（尤其是薄壁空洞）、支气管扩张（右肺中叶及左肺上叶舌段多见）、"树芽征"、纤维索条影、胸膜肥厚粘连等，通常以多种形态病变混杂存在，但增大淋巴结及胸腔积液较少见。

病例分析

肺结核是艾滋病（acquired immunodeficiency syndrome，AIDS）患者常见的机会性感染疾病之一。患者临床表现不典型、痰结核菌检查及结核菌素试验阳性率低。典型成人肺结核分级诊断有原发性肺结核（包括原发综合征和胸内淋巴结结核），血行播散性肺结核，继发性肺结核，气管、支气管结核及结核性胸膜炎。免疫功能正常患者继发性肺结核最常见，病变好发于上叶尖后段及下叶背段。AIDS 患者继发性肺结核多与胸内淋巴结结核、结核性胸膜炎、血行播散性肺结核等多种类型并存，肺外结核发生率亦明显增高。

免疫功能正常患者继发性肺结核主要表现为肺内斑片实变、纤维索条、空洞及钙化灶，常伴卫星灶，合并其他类型结核的发生率低；而在 AIDS 患者中，肺结核主要表现为支气管播散病灶（"树芽征"）、实变影及结节灶。如果肺结核斑片实变病灶周围不伴有卫星病灶，与细菌性肺炎难鉴别，部分病例表现为粟粒结节，合并胸内淋巴结结核时常为多区淋巴结坏死、融合，与气道相通可见特征性含气征象。

关春爽教授病例点评

患者胸部 CT 表现为肺内弥漫随机分布粟粒结节，结节边界清晰，考虑血行播散性感染性病变。免疫缺陷患者常见的血行播散性感染性疾病包括肺马尔尼菲篮状菌病、肺隐球菌病及血行播散性肺结核。此患者同时合并肺门及纵隔增大淋巴结，可以排除隐球菌感染；进一步分析，部分增大淋巴结有特征性含气征象，考虑为淋巴结结核导致气道 - 淋巴瘘形成，干酪物质排出，气体进入，致使淋

笔记

巴结含气。AIDS 患者结核杆菌感染，容易全身播散，可累及多个脏器、淋巴结、消化道及骨骼等，因此，本例 AIDS 患者累及肺、淋巴结、脾脏及多发骨骼伴冷脓肿形成，最终影像诊断结核病可能性最大。

【参考文献】

1. 柯柳，覃绍超，刘志娟，等 . 艾滋病合并肺结核 113 例临床及 CT 影像分析 . 中国艾滋病性病，2020，26（10）：1103-1105.

2. 中华医学会放射学分会传染病放射学专业委员会，金征宇，李宏军，等 . 肺结核影像学及分级诊断专家共识 . 新发传染病电子杂志，2018，3（2）：118-127.

3. 中华医学会放射学分会传染病学组，中国医师协会放射医师分会感染影像专业委员会，中国研究型医院学会感染与炎症放射专业委员会，等 . 获得性免疫缺陷综合征相关肺结核影像诊断标准专家共识 . 中华医学杂志，2021，101（37）：2962-2967.

4. FENG F，XIA G，SHI Y，et al. Radiological characterization of disseminated tuberculosis in patients with AIDS. Radiology of Infectious Diseases，2016，3（1）：1-8.

5. NACHIAPPAN A C，RAHBAR K，SHI X，et al. Pulmonary tuberculosis：role of radiology in diagnosis and management. Radiographics，2017，37（1）：52-72.

（杜艳妮　关春爽　整理）

笔记

病例2　艾滋病合并肺隐球菌病

病历摘要

【基本信息】

患者，男性，33岁。主诉：头痛20天。

现病史：患者20天前无明显诱因出现头痛，持续性，无发热，伴纳差，时有呕吐，至当地医院查HIV初筛阳性，脑脊液培养提示新型隐球菌阳性。

【辅助检查】

白细胞计数 1.38×10^9/L，中性粒细胞百分比46.40%，中性粒细胞计数 0.64×10^9/L，淋巴细胞计数 0.28×10^9/L，单核细胞计数 0.42×10^9/L，红细胞计数 3.88×10^{12}/L，血红蛋白114 g/L，血小板计数 74×10^9/L。真菌D-葡聚糖 23 pg/mL。$CD4^+$ T淋巴细胞9个/μL。C反应蛋白14.7 mg/L。HIV病毒载量58 306 copies/mL。肺泡灌洗液墨汁染色见新型隐球菌。肺泡灌洗液细菌及真菌培养见新型隐球菌生长。血培养见新型隐球菌。

【影像学检查】

（1）肺窗（图2-1）：两肺弥漫分布粟粒结节灶，呈随机分布。右肺下叶前基底段可见薄壁空洞病变，空洞壁厚薄不均，内壁不光整，洞腔内见细薄分隔。

（2）纵隔窗（图2-2）：支气管隆突下增大淋巴结，密度均匀，增强扫描呈均匀低强化。空洞壁为软组织密度，增强扫描无明显强化，空洞后壁可见增粗的小血管穿行。

7

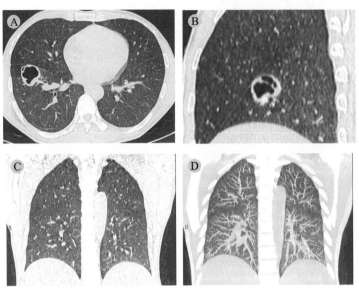

A.横轴位；B.矢状位；C.冠状位；D.冠状位最大密度成像。

图 2-1　肺窗

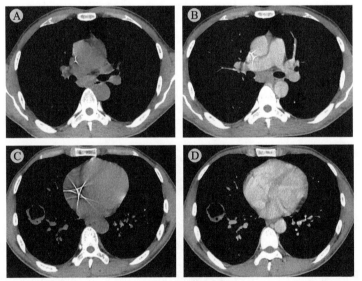

A、C.平扫；B、D.增强扫描。

图 2-2　纵隔窗

【诊断】

肺隐球菌病。

【诊断要点】

（1）青年男性，AIDS 诊断明确，$CD4^+T$ 淋巴细胞 9 个 /μL。

（2）脑脊液及肺泡灌洗液新型隐球菌培养阳性。

（3）两肺弥漫粟粒结节，呈随机分布。

（4）右肺下叶前基底段薄壁空洞病变，洞壁厚薄不均，洞腔内伴细薄分隔，增强扫描洞壁无强化，局部可见小血管穿行。

（5）纵隔多发肿大淋巴结，密度均匀，增强扫描呈低强化。

【鉴别诊断】

该患者肺部影像学检查所见尚需与以下疾病相鉴别。

（1）周围型肺癌：中老年人多见，有咳嗽、痰中带血等症状，CT 上出现空洞时，以厚壁空洞多见，内壁凹凸不平，增强扫描空洞壁明显强化，可致肺门及纵隔淋巴结转移。

（2）肺脓肿：临床症状以发热、咳脓痰多见，常会出现白细胞计数增高、中性粒细胞增多。早期肺实质呈化脓性炎症，继而液化坏死形成脓肿。在急性化脓性炎症期，表现为较大片状实变，边缘模糊，随着疾病进展，病灶内的液化坏死物质经支气管排出后形成空洞。肺脓肿的空洞多数为厚壁空洞，内壁可光滑或凹凸不平，洞腔内可见气 - 液平面或液 - 液平面，增强扫描病灶内未坏死部分有不同程度的强化，脓肿壁呈明显环状强化，周围可见炎性反应。

（3）肺结核：临床症状以低热、午后盗汗、咯血多见，继发性肺结核好发于上叶尖后段、下叶背段，呈新旧病灶共存的特点，结核空洞内壁光滑，伴邻近肺野支气管播散灶，形成卫星病灶。急性血行播散性肺结核表现为分布、大小和密度"三均匀"的粟粒结节灶，与隐球菌肺内血行播散相比，密度更高，边界更清。

（4）侵袭性肺曲霉菌病：临床出现咳嗽、气促等症状，免疫力低下患者可不伴发热，常见致病菌为烟曲霉菌，包括支气管侵袭和血管侵袭两种类型，高分辨CT上早期多表现为实性微结节伴"晕征"，也可出现小叶实变或小叶融合影，多发的球形病变可进展为偏心性空洞，其内壁不光整，中心坏死时可见含气网格状改变，对于鉴别诊断具有提示意义。

病例分析

　　肺隐球菌病（pulmonary cryptococcosis）是由新型隐球菌感染所引起，呈亚急性或慢性感染，此菌为土壤、鸽粪等中的腐生菌，感染途径为呼吸道吸入悬浮的孢子，除累及肺脏之外，常侵犯脑和脑膜。隐球菌孢子进入人体后，真菌孢子沉积在肺泡中形成菌落。根据宿主机体免疫状态的不同，隐球菌感染肺内病变形态多样。当宿主免疫正常时，隐球菌感染肺部后会引起迟发型超敏反应，形成肉芽肿结节，可依靠吞噬隐球菌的巨噬细胞和组织细胞，以及成纤维细胞和淋巴细胞的作用，当结节融合或肉芽肿继续增生时，可形成肿块，结节或肿块在病理学上是由隐球菌菌丝和黏液变性结缔组织的混合物组成。各种坏死物质经支气管排出后，病灶内部出现小灶性坏死，直至形成较大空洞性病变。当宿主免疫力低下或缺陷时，如AIDS患者，肺内病变以实变、多发空洞多见。目前认为，AIDS患者和长期接受激素、抗癌药或广谱抗生素治疗的患者，易感染隐球菌。

陈七一教授病例点评

　　患者，男性，患有AIDS，免疫力极度低下，薄层CT显示两肺随机分布有弥漫粟粒结节灶，右肺下叶薄壁空洞病灶，洞壁厚薄不均，未见气－液平面或液－液平面，无病灶周围炎性反应，无明确卫星灶；增强 CT 显示纵隔内多发肿大淋巴结呈低强化等，与细菌性肺脓肿、肺结核影像表现明显不同。仅依靠影像特征难以与肺其他真菌感染进行鉴别，如侵袭性肺曲霉菌病。而此患者为艾滋病且以头痛为首发症状，在脑脊液及血液中证实新型隐球菌存在，是诊断肺隐球菌感染的重要线索。

【参考文献】

1. QU J, ZHANG X, LU Y, et al. Clinical analysis in immunocompetent and immunocompromised patients with pulmonary cryptococcosis in western China. Sci Rep，2020，10（1）：9387.

2. WANG Y, GU Y, SHEN K, et al. Clinical features of cryptococcosis in patients with different immune statuses：a multicenter study in Jiangsu Province-China. BMC Infect Dis，2021，21（1）：1043.

3. YAMAKAWA H, YOSHIDA M, YABE M, et al. Correlation between clinical characteristics and chest computed tomography findings of pulmonary cryptococcosis. Pulm Med，2015，2015：703407.

4. 吕军，张洪，马延贺.肺隐球菌病 CT 征象分析.实用放射学杂志，2017，33（3）：382-384.

5. 杨根东，陆普选，詹能勇，等.艾滋病并发肺隐球菌病的影像学诊断.中国医学影像技术，2009，25（9）：1581-1583.

（张紫欣　陈七一　整理）

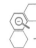

病例3　艾滋病合并马尔尼菲篮状菌病

病历摘要

【基本信息】

患者，男性，54岁。主诉：咳嗽、胸痛10余天，发现HIV抗体阳性9天。

现病史：患者10余天前无明显诱因出现阵发性咳嗽、胸痛，夜间为著，无咳痰，伴有胸闷。4天前出现发热，伴畏寒，无寒战，体温最高40 ℃，口服退热药物可降至正常。

查体：急性病容，躯干处可见散在皮疹，直径2～3 mm，全身浅表淋巴结未触及异常肿大。

【辅助检查】

白细胞计数4.39×10^9/L，中性粒细胞百分比92.9%，中性粒细胞计数4.08×10^9/L，红细胞计数3.59×10^{12}/L，血红蛋白93 g/L，血小板计数130×10^9/L。C反应蛋白66 mg/L。红细胞沉降率66 mm/h。真菌D-葡聚糖39.9 pg/mL。巨细胞病毒抗体及梅毒血清特异性抗体测定阴性；$CD4^+$ T淋巴细胞9个/μL。HIV病毒载量144 539 copies/mL。支气管灌洗液结核分枝杆菌核酸检测结果阴性。肺泡灌洗液未见新型隐球菌。肺泡灌洗液及血培养见马尔尼菲篮状菌。支气管镜活检及皮肤活检提示符合马尔尼菲篮状菌。

【影像学检查】

（1）肺窗（图3-1）：双肺支气管血管束增粗，双肺上叶支气管内壁欠光滑，双肺随机分布粟粒结节，边界不清，分布不均匀。双

笔记

肺小叶间隔增厚，部分呈网格样改变。局部肺野呈磨玻璃密度改变。左肺上叶舌段斑片状实变，其内见空洞形成，内壁光整。

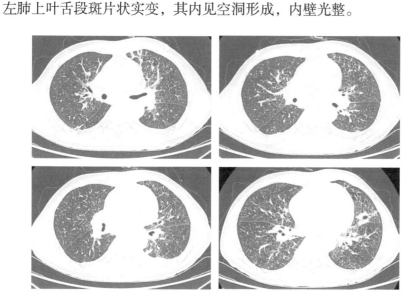

图 3-1　肺窗

（2）纵隔窗增强扫描（图 3-2）：纵隔及双肺门多发增大淋巴结，增强扫描淋巴结强化不均匀，部分淋巴结呈边缘轻度薄环形强化。淋巴结无融合。双肺门肿大的淋巴结压迫相邻支气管壁，致管腔狭窄。双侧胸腔有少量积液。

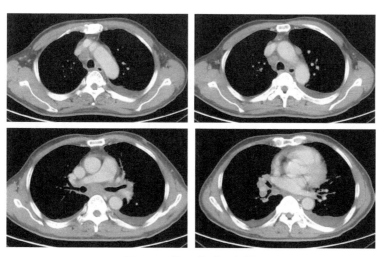

图 3-2　纵隔窗增强扫描

【诊断】

肺马尔尼菲篮状菌病。

【诊断要点】

（1）中年男性，HIV 感染，CD4$^+$ T 淋巴细胞 9 个 /μL，免疫力极度低下。有发热、咳嗽、咳痰、胸痛症状，体重减轻，躯干"脐凹"样皮疹。实验室检查显示白细胞计数不高。

（2）支气管镜活检及皮肤活检提示符合马尔尼菲篮状菌。

（3）双肺随机分布粟粒结节，分布不均匀。

（4）双肺小叶间隔增厚。

（5）左肺上叶舌段实变伴空洞。

（6）纵隔及双肺门多发增大淋巴结，未见明显融合及含气征象。

（7）双侧胸腔积液。

【鉴别诊断】

该患者肺部影像学检查所见尚需与以下疾病相鉴别。

（1）血行播散性肺结核：肺结核是 AIDS 患者最常见的机会性感染。双肺弥漫分布粟粒性病变是血行播散性肺结核特征性改变，粟粒结节由上至下递减，随机分布。可以有纵隔及肺门淋巴结肿大，但淋巴结易融合、坏死，边界不清，部分气道 – 淋巴瘘可导致淋巴结含气。常合并肺外结核，抗结核治疗病灶吸收缓慢，临床上无典型的"脐凹"样皮疹，结合临床表现、实验室检查和诊断性治疗可以鉴别。

（2）非结核分枝杆菌肺病：非结核分枝杆菌肺病常表现为病灶散在分布，磨玻璃密度结节、腺泡结节、"树芽征"、大小不等斑片影、支气管扩张、空洞及纤维索条影混合并存。非结核分枝杆菌肺病合并肺门及纵隔淋巴结肿大较少见，要对分枝杆菌进行菌种鉴定后才能明确诊断。

（3）肺孢子菌肺炎：肺孢子菌肺炎影像表现多样，常表现为以肺门为中心、对称分布的磨玻璃密度影，密度较淡，部分伴小叶间隔增厚，可以出现网格状及索条状阴影等间质性改变，磨玻璃病变内亦可出现多发薄壁囊腔，很少出现胸腔积液及增大淋巴结。支气管肺泡灌洗液有助于鉴别诊断。

📋 病例分析

马尔尼菲篮状菌（talaromyces marneffei，TM），曾名为马尔尼菲青霉菌（penicillium marneffei，PM），主要侵犯免疫力低下及缺陷人群，可通过单核－巨噬细胞系统播散至全身多个脏器，如肺、肝、脾、骨髓、肠道、淋巴结等，导致播散性马尔尼菲篮状菌病（talaromycosis marneffei，TSM），成为艾滋病指征性疾病之一。TM可通过吸入 TM 的分生孢子传播，可经呼吸道吸入、消化道食入、皮肤破损处侵入及血源性播散等途径传播。TSM 临床上分为局限型和播散型两种。局限型 TSM 多见于皮肤及皮下组织感染，局限于肺部者，易误诊为肺结核。艾滋病患者以播散型 TSM 多见，临床上表现为发热、咳嗽、消瘦、皮疹，淋巴结、肝脏和脾脏肿大等，典型的"脐凹"样皮疹有助于诊断，典型胸部 CT 表现为双肺随机分布粟粒结节、小结节，小叶间隔增厚，多发淋巴结肿大等非特异性征象，确诊需要血培养、骨髓培养或支气管肺泡灌洗液培养出 TM。

📋 谢汝明教授病例点评

中年男性，患有 AIDS，$CD4^+$ T 淋巴细胞 9 个 /μL，免疫功能显著降低，临床表现为发热、体重减轻、"脐凹"样皮疹，结合肺部影像学表现为双肺粟粒结节，首先考虑播散型马尔尼菲篮状菌病。在影像学检查中，马尔尼菲篮状菌病双肺多表现为大小不等斑片、结节影，可伴空洞形成，部分病例肺内可表现为多发粟粒结节、小叶间隔增厚及胸腔积液等。另外，AIDS患者在肺内形成渗出性病变及血行播散粟粒结节时，要考虑到肺结核、真菌中马尔尼菲篮状菌病及隐球菌病等，最后确诊必须依靠病原学检出病原体。

【参考文献】

1. 杜艳妮，闫铄，张紫欣，等．艾滋病合并肺孢子菌肺炎CT影像与CD4[+]T淋巴细胞及血浆HIV病毒载量相关性分析．实用放射学杂志，2019，35（2）：200-203.

2. 张云桂，赵月娟，李玉叶，等．226例艾滋病合并马尔尼菲青霉菌病患者的影像学特征．皮肤病与性病，2016，38（2）：91-94.

3. 石秀东，黄诗雯，詹艺，等．AIDS合并马尔尼菲青霉菌感染的胸部CT表现．放射学实践，2019，34（2）：143-146.

4. SHI X，YAN Q，ZHAN Y，et al. Effect of combination antiretroviral therapy on the clinical manifestations，radiological characteristics，and disease severity of HIV-associated talaromyces marneffei infection. International journal of STD & AIDS，2020，31（8）：747-752.

5. ANDREW H L，ANTOINE A，THUY L，et al. Fungal infections in HIV/AIDS. Lancet Infectious diseases，2017，17（11）：e334-e343.

（薛明　关春爽　整理）

病例 4 艾滋病合并肺孢子菌肺炎

病历摘要

【基本信息】

患者，男性，34 岁。主诉：间断发热 20 天，渐进性呼吸困难 10 天。

现病史：20 天前患者无明显诱因出现发热，最高体温 38.5 ℃，伴多汗，无咳嗽、咳痰、咯血、胸痛等症状。10 天前出现渐进性呼吸困难，可平卧，咳白色泡沫痰，为求进一步诊治收入我院。

流行病学史：5 年前有高危同性性行为史，有吸毒史，与他人共用注射器。

【辅助检查】

白细胞计数 6.18×10⁹/L，中性粒细胞百分比 78.20%，淋巴细胞计数 1.05×10⁹/L，淋巴细胞百分比 15.40%，血红蛋白 134 g/L，血小板计数 226×10⁹/L。C 反应蛋白 24.6 mg/L。B 型钠尿肽 < 10 pg/mL。HIV 抗体阳性。CD4⁺ T 淋巴细胞计数 37 个 /μL。真菌 D- 葡聚糖 207 pg/mL。肺炎支原体抗体、巨细胞病毒 IgM 抗体及核酸扩增荧光定量检测、新型隐球菌抗原及 IgM 抗体均阴性。肺泡灌洗液涂片可见真菌菌丝及孢子，糖原染色阴性，六胺银染色阴性。结核分枝杆菌核酸扩增荧光检测、墨汁染色、抗酸染色均阴性。

【影像学检查】

肺窗（图 4-1）：双肺弥漫对称性分布磨玻璃密度影，以中央部分布为主，胸膜下未受累区域呈"柳叶征"。

17

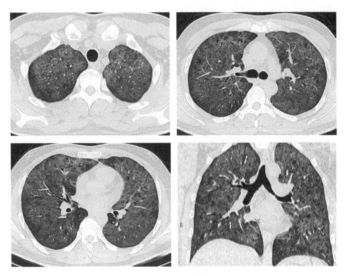

图 4-1　肺窗

【诊断】

肺孢子菌肺炎。

【诊断要点】

（1）艾滋病患者，CD4$^+$T 淋巴细胞小于 200 个 /μL。

（2）支气管肺泡灌洗液提示肺孢子菌。

（3）双肺弥漫磨玻璃密度影。

（4）胸膜下受累较少。

【鉴别诊断】

该患者肺部影像学检查所见尚需与以下疾病相鉴别。

（1）肺水肿：多见于心 / 肾功能不全患者，B 型钠尿肽＞ 100 pg/mL，CT 常表现为以肺门为中心，双侧对称性磨玻璃密度影及实变影，呈蝶翼状。还可以出现小叶间隔增厚，下叶多见，给予对症治疗后，病变短期内吸收，影像变化比较快。

（2）新型冠状病毒感染：临床上有发热、干咳、乏力，味觉及嗅觉减退或丧失等症状，新型冠状病毒咽拭子阳性，影像学表现为肺部斑片状磨玻璃影和（或）实变影，以胸膜下分布为主，短期随访病变进展快，可呈大片状实变伴空气支气管征。

（3）巨细胞病毒肺炎：多见于免疫功能低下或缺陷、应用免疫抑制剂患者，肺泡灌洗液病毒 DNA PCR 定量阳性，CT 常表现为肺泡－间质浸润，如磨玻璃密度影、小叶间隔增厚伴结节，边缘模糊的小叶核心结节，以及实变、结节或肿块样病变，支气管扩张等；但是磨玻璃密度影常累及胸膜下区，与肺孢子菌肺炎不同。

📋 病例分析

肺孢子菌肺炎是由耶氏肺孢子菌（pneumocystis jirovecii）感染所致，目前病原体的自然宿主尚不明确，主要是定植在肺内的孢子再激活或携带者通过气溶胶传播，并通过多种机制降低机体的免疫应答，进而诱发肺炎。常见于免疫功能低下或免疫缺陷人群，如先天性 T/B 细胞免疫缺陷、免疫抑制治疗或化疗（特别是长期应用糖皮质激素）、HIV 感染处于艾滋病期。大体病理表现为双肺湿重增加，实质内斑片状实变，颜色苍白，未达胸膜。典型影像表现为两肺斑片状及弥漫磨玻璃密度影，以中央部、肺门周围或上叶分布为主，可以出现薄壁或厚壁囊腔，还可以出现与囊腔相关的气胸。在病变吸收期，可以出现网格影和小叶间隔增厚。

📋 谢汝明教授病例点评

患者为 HIV 感染者，免疫力极度低下，支气管肺泡灌洗液提示肺孢子菌。肺孢子菌肺炎影像表现为双肺透亮度减低，以双肺门为

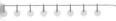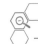

中心分布的磨玻璃密度影，病变进展时逐渐向外周肺野扩展，部分病例肺野外周带胸膜下不受侵及，形成"柳叶征"。该病需要与肺水肿及巨细胞病毒肺炎相鉴别。肺水肿短时间内可出现双肺磨玻璃密度影及实变影，"蝶翼征"是其典型表现，治疗后吸收较快，影像变化快。巨细胞病毒肺炎也是常见的机会性感染，同样可以出现斑片状磨玻璃密度影、网格影、实性结节等，而巨细胞病毒肺炎网格影更加常见，肺孢子菌肺炎如果出现多发囊腔，也有利于两者的鉴别，但最终确诊需要病原学依据。

【参考文献】

1. LIM W，SUHAIL M，DIAZ K. Diagnostic challenges of pneumocystis pneumonia during the COVID-19 pandemic：a case of a young patient with ground glass opacities and pulmonary embolism on Chest CT. Case Rep Infect Dis，2021，2021：5669543.

2. HSU J M，HASS A，GINGRAS M A，et al. Radiographic features in investigated for pneumocystis jirovecii pneumonia：a nested case-control study. BMC Infect Dis，2020，20（1）：492.

3. MISRA S，GUPTA A，SARAN R K. Of "Cotton Balls" and "Owl's eyes". Malays J Pathol，2020，42（3）：487-490.

4. DAKO F，KAKO B，NIRAG J，et al. High-resolution CT，histopathologic，and clinical features of granulomatous pneumocystis jiroveci pneumonia. Radiol Case Rep，2019，14（6）：746-749.

5. CHRISTE A，WALTI L，CHARIMO J，et al. Imaging patterns of pneumocystis jirovecii pneumonia in HIV-positive and renal transplant patients-a multicentre study. Swiss Med Wkly，2019，149：w20130.

（陈七一　关春爽　整理）

病例 5 艾滋病合并肺马红球菌病

病历摘要

【基本信息】

患者，男性，24 岁。主诉：间断发热伴咳嗽、咳黄痰 20 余天，HIV 抗体阳性 10 天。

现病史：患者 20 多天前着凉后出现发热，体温最高 38.5 ℃，伴周身酸痛、咳嗽、咳少量黄痰，无畏寒及寒战。

【辅助检查】

白细胞计数 1.55×10^9/L，中性粒细胞百分比 60.64%，中性粒细胞计数 0.94×10^9/L，淋巴细胞计数 0.35×10^9/L，单核细胞计数 0.26×10^9/L，红细胞计数 3.41×10^{12}/L，血红蛋白 94 g/L，血小板计数 269×10^9/L。真菌 D- 葡聚糖 < 10 pg/mL。白介素 -6 54 pg/mL。CD4$^+$T 淋巴细胞 0 个 /μL。C 反应蛋白 46.1 mg/L。降钙素原 0.39 ng/mL。血清肺炎支原体抗体、结核抗体阴性。HIV 病毒载量 534 232 copies/mL。痰液及肺泡灌洗液未见抗酸杆菌。肺泡灌洗液未见新型隐球菌。肺泡灌洗液及血液培养见马红球菌生长。

【影像学检查】

（1）肺窗（图 5-1）：左肺上叶尖后段不规则厚壁空洞，洞壁内侧较光滑。双肺上叶前段可见多发微结节，呈 "树芽征"。

（2）纵隔窗（图 5-2）：空洞壁密度不均匀，洞内可见气 – 液平面，洞壁尚可见多发小含气空洞。

（3）增强扫描（图 5-3）：空洞壁可见不均匀强化，纵隔内无增大淋巴结。

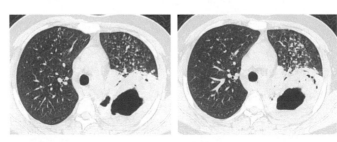

图 5-1　肺窗

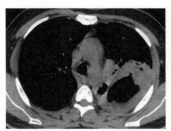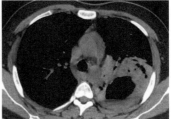

图 5-2　纵隔窗

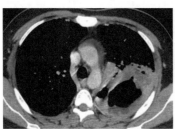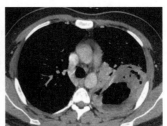

图 5-3　增强扫描

【诊断】

肺马红球菌病。

【诊断要点】

（1）青年男性，AIDS 诊断明确，免疫功能极度低下，有发热、咳嗽、咳黄痰的症状，C 反应蛋白明显增高。

（2）肺泡灌洗液及血液培养见马红球菌生长。

（3）左肺上叶不规则厚壁空洞，洞壁不均匀强化。

（4）空洞内见气 – 液平面。

（5）双肺上叶前段见"树芽征"。

【鉴别诊断】

该患者肺部影像学检查所见尚需与以下疾病相鉴别。

（1）继发性肺结核：好发部位为上叶尖后段及下叶背段。典型影像表现为大小不等斑片、结节或叶段的实变，容易出现虫蚀样空洞，空洞内壁一般较光滑。肺内播散病灶常表现为沿支气管分布的"树芽征"及微结节；结核性实变及结核球周围常伴有结节状及树芽状的卫星病灶。继发性肺结核常表现为多叶多段分布、多形态的影像特征。增强扫描结核球一般无强化，可合并淋巴结核、胸腔积液或胸膜增厚。与马红球菌感染的鉴别较为困难，确诊只能依靠病原学检查。

（2）细菌性肺炎：细菌性肺炎一般较为局限，病变形态比较单一，多表现为斑片状实变影，部分表现为结节或肿块，化脓性病原菌感染时可出现溶解坏死或空洞形成，病灶边缘模糊，"树芽征"罕见。

（3）真菌性肺炎：典型影像表现为边缘清楚、密度均匀的结节状致密影，内可见伴有"空气新月征"的薄壁或厚壁空洞。典型曲霉菌感染可见曲菌球位置发生移动。然而大部分病例是不典型的，表现为空洞壁的局灶性增厚或呈蕨叶状。部分病例可见围绕在局灶性致密实质结节周围的磨玻璃影，称为"晕征"。薄层 CT 和血清半乳甘露聚糖抗原检测可以明显提高该病的检出率。

病例分析

马红球菌（rhodococcus equi）原名马棒状杆菌，为革兰氏阳性球杆菌，属红球菌属，主要存在于土壤，该菌为马、牛、猪等动物的致病菌，为人类少见的机会致病菌。Golub 等于 1967 年报道了第一例人类感染马红球菌的病例。马红球菌是细胞内的兼性寄生菌，持续破坏肺泡巨噬细胞的能力似乎是它致病的基础。感染早期病原体在肺部扩散缓慢，临床症状多数为低热，常不引起人们的注意。当进展到肺炎时，可出现明显的临床症状，最常见症状为发热、咳嗽、咳痰、胸痛等。其主要的影像表现为肺浸润实变及空洞（部分患者为多叶受累）、结节、磨玻璃密度病变、"树芽征"，少部分可出现胸腔积液、纵隔淋巴结肿大。HIV 合并马红球菌肺部感染影像表现多样，可表现为实变团块影、空洞（可有气 - 液平面）、斑片实变及间质改变等多种形式，其中实变病灶、浸润实变伴空洞形成是主要影像表现，可伴有纵隔、肺门淋巴结肿大及胸腔积液。该病的诊断主要依靠痰液、血液或纤维支气管镜肺泡灌洗液等标本的细菌培养和分离鉴定，脓肿或肿块靠近胸壁者可行肺穿刺，取标本进行细菌培养或病理检查。

关春爽教授病例点评

　　患者，男性，患有 AIDS，免疫功能极度低下，临床表现为发热、咳嗽、咳黄痰，实验室炎症指标 C 反应蛋白明显增高。影像表现为左肺上叶不规则厚壁空洞，并见气 - 液平面；病灶内部有液化坏死区；双肺散在沿支气管播散的粟粒结节。上述影像表现与继发性结核影像表现鉴别困难，不过继发性结核常表现为多叶多段分布、多形态的影像特征，对于免疫功能低下患者，还需考虑机会致病菌马红球菌感染可能。AIDS 患者在肺内形成空洞病灶及播散粟粒结节时还要考虑到真菌中曲霉菌感染等感染性疾病，曲霉菌感染典型征象为"新月征""CT 晕征"等；少见病变诺卡菌等的感染播散也要考虑到，诺卡菌感染可表现为散在大小不等斑片影或伴双肺随机分布粟粒结节，同时有小叶间隔增厚等；最后的确诊必须依靠病原学的检测与鉴定。

【参考文献】

1. MARCHIORI E，DE MENDONCA R G，CAPONE D，et al. Rhodococcus equiinfection inacquired immunodeficiency syndrome：computed tomography aspects. J Bras Pneumol，2006，32（5）：405-409.

2. 黄德杨，刘晋新，丁岩，等 . 艾滋病合并马红球菌感染的影像表现 . 中国 CT 和 MRI 杂志，2015，13（10）：40-42.

3. GUYSSENS V，VANDEKERCKHOVE L，COLLE I，et al. Invasive infection with rhodococcus equi-two case reports and review of literature. Acta Clin Belg，2010，65（4）：271-275.

4. FERRETTI F，BOSCHINI A，LABICHINO C，et al. Disseminated rhodococcus equi infection in HIV infection despite highly active antiretroviral therapy. BMC Infect Dis，2011，11（1）：343.

5. 汪红，帅丽华，孙晓红，等 . 马红球菌致颈部脓肿 1 例 . 中国感染与化疗杂志，2018，18（4）：424-425.

（邢玉雪　关春爽　整理）

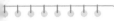
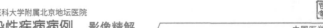
病例 6　艾滋病合并肺诺卡菌病

病历摘要

【基本信息】

患者，男性，27 岁。主诉：咳嗽 1 个月，胸闷 4 天，HIV 抗体阳性 1 天。

现病史：患者 1 个月前无明显诱因出现咳嗽，以干咳为主，无明显咳痰；间断发热，体温最高 40 ℃，伴畏寒、寒战；无腹痛、腹泻。4 天前出现明显胸闷，活动加重，1 天前查 HIV 抗体阳性，为进一步诊治入院。患者自发病以来，精神欠佳，食欲降低，大小便正常，体重降低。

【辅助检查】

白细胞计数 9.86×10⁹/L，中性粒细胞百分比 92.84%，中性粒细胞计数 9.14×10⁹/L，淋巴细胞计数 0.34×10⁹/L，单核细胞计数 0.24×10⁹/L，红细胞计数 3.34×10¹²/L，血红蛋白 93 g/L，血小板计数 279×10⁹/L。真菌 D- 葡聚糖 208 pg/mL。白介素 -6 487 pg/mL。CD4⁺T 淋巴细胞 3 个 /μL。C 反应蛋白 85.6 mg/L。血清巨细胞病毒抗体、血清肺炎支原体抗体、结核抗体测定均阴性。抗 EB 病毒 IgM 抗体阴性。支气管灌洗液结核分枝杆菌核酸检测结果阴性。肺泡灌洗液墨汁染色未见新型隐球菌。肺泡灌洗液及血培养见星形诺卡菌。

【影像学检查】

肺窗（图 6-1）：双肺病变多叶多段分布，双肺胸膜下可见斑片状实变影，边缘模糊，其内可见空气支气管征；双肺弥漫分布粟粒结节，呈随机分布；肋胸膜及叶间胸膜多发微结节；双肺小叶间隔增厚。

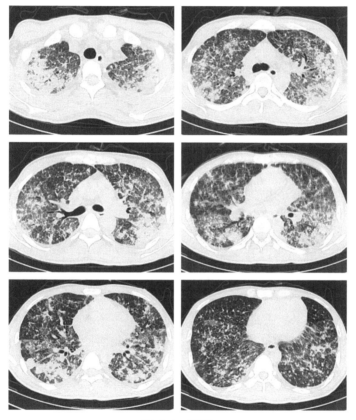

图 6-1　肺窗

【诊断】

肺诺卡菌病。

【诊断要点】

（1）青年男性，HIV 感染，免疫功能低下，$CD4^+$ T 淋巴细胞 3 个 /μL。患者有发热，中性粒细胞计数增高，C 反应蛋白增高。

（2）双肺斑片状实变影，以胸膜下分布为主，边缘模糊。

（3）双肺散在随机分布粟粒结节。

（4）双肺小叶间隔增厚。

笔记

【鉴别诊断】

该患者肺部影像学检查所见尚需与以下疾病相鉴别。

（1）细菌性肺炎：病变一般较为局限，形态比较单一，多表现为斑片状实变影，部分表现为结节或肿块，化脓性病原菌感染时可出现病灶内的溶解坏死或空洞形成，病灶边缘模糊，显示病灶周围炎症，"树芽征"罕见。影像上与诺卡菌感染鉴别困难，要结合临床及实验室检查，明确病原菌是确诊的依据。

（2）继发性肺结核：好发于上叶尖后段、下叶背段，上叶较下叶多见。影像表现为大小不等斑片、结节或肺叶段的实变，容易出现空洞，空洞内壁一般较光滑。结核空洞的坏死组织可由引流支气管排除，播散到邻近肺野、同侧肺野及对侧肺野，常表现为沿支气管分布的"树芽征"及微结节；结核性实变及结核球周围常伴有结节状及"树芽状"的卫星病灶。继发性肺结核常表现为多叶多段分布、多形态的影像特征。可合并淋巴结核及结核性胸膜炎导致胸腔积液或胸膜增厚。

（3）非结核分枝杆菌肺病：典型影像表现为病灶散在分布，腺泡结节、"树芽征"、大小不等斑片影、支气管扩张、空洞及纤维索条影混合并存。合并肺门及纵隔增大淋巴结较少见。根据影像学征象分为以下4型：支气管扩张及结节为主型，该型支气管扩张多为小叶中心型柱状扩张，当出现在右肺中叶及左肺上叶舌段时，对诊断有提示意义；空洞为主型，空洞以上叶多见，薄壁空洞多见，内壁不规则但较光滑；实变为主型，表现为以肺内斑片影及支气管播散为主；其他特殊类型，表现为弥漫小叶中心结节或磨玻璃密度影，肺内孤立结节等，较为少见。非结核分枝杆菌肺病与继发性肺结核鉴别较为困难，要对分枝杆菌进行菌种鉴定后才能明确诊断。

病例分析

诺卡菌（nocardia）属细胞壁含分枝菌酸，该菌广泛分布于土壤，不是人体正常菌群，不会发生内源性感染。对人体致病的主要有3种：星形诺卡菌、豚鼠诺卡菌和巴西诺卡菌。常见感染人群包括免疫功能低下患者，如艾滋病、器官移植及应用免疫制剂治疗的患者。近年来，免疫功能正常人群发病也有逐渐增多的趋势。诺卡菌可通过病原菌吸入肺部导致感染，也可以侵入伤口导致感染。肺是诺卡菌感染的常见器官。诺卡菌引起的肺炎没有特异性影像学征象，主要表现为肺叶、肺段的斑片状实变影，也可表现为大小不等的结节。发生化脓性改变时可出现空洞。实变影可见空气支气管征。当出现血行播散时表现为粟粒结节随机分布，累及胸膜时可出现胸腔积液。病变局限表现为实变影时，与一般细菌性炎症表现相似；散在性病变表现为多叶多段分布或多种形态时，与继发性肺结核及非结核分枝杆菌病鉴别困难；血行播散时，与血行播散性肺结核表现相似。病变的确诊须找到病原学依据。

关春爽教授病例点评

患者，男性，患有 AIDS，免疫功能低下，临床表现为发烧、咳嗽，感染性指标中性粒细胞计数增高，C 反应蛋白增高。影像表现为双肺散在大小不等斑片状实变影，边缘模糊，是一种肺泡渗出实变性影像表现；双肺随机不均匀分布粟粒结节，同时有小叶间隔增厚，这是一种血行播散性的影像表现。上述影像表现与一般细菌性感染影像表现鉴别困难，如抗炎治疗无效，免疫功能低下患者，在排除病毒及真菌感染后要想到诺卡菌感染可能。HIV 感染者容易在肺内形成渗出性病变及血行播散粟粒结节，这时要考虑到肺结核、马尔尼菲篮状菌病及隐球菌病等疾病，少见疾病要考虑到诺卡菌、组织胞浆菌等感染，最后的确诊必须依靠病原学的检测与鉴定。

【参考文献】

1. 张嵩 . 肺部细菌感染临床与影像解析 . 北京：科学出版社，2019：215-345.

2. 于建海，廖小明，戴明，等 . 肺部奴卡氏菌感染 2 例报道 . 甘肃医药，2018，37（4）：380-382.

3. 魏妍荣，文婕 . 肺奴卡氏菌 2 例并相关文献复习 . 重庆医科大学学报，2018，43（6）：873-876.

4. BAO L，LIN H，DONG L，et al. Imaging findings of pulmonary nocardiosis mimicking bronchiectasis. J Coll Physicians Surg Pak，2019，29（3）：278-280.

5. YADAV P，KUMAR D，MEENA D S，et al. Clinical features, radiological findings, and treatment outcomes in patients with pulmonary nocardiosis: a retrospective analysis. Cureus，2021，13（8）：e17250.

（谢汝明　关春爽　整理）

病例 7 艾滋病合并金黄色葡萄球菌肺炎

病历摘要

【基本信息】

患者，男性，35 岁。主诉：头痛 6 天，发热、意识障碍 1 天。

现病史：患者 6 天前出现头痛、恶心、呕吐、双侧听力下降，无发热。1 天前出现意识模糊、咳痰、喘憋明显，HIV 抗体阳性，急诊以"重症肺炎，中枢神经系统感染，脓毒症"收入我院重症监护室。

【辅助检查】

白细胞计数 1.06×10^9/L，中性粒细胞百分比 62.24%，中性粒细胞计数 0.66×10^9/L，淋巴细胞计数 0.15×10^9/L，单核细胞计数 0.07×10^9/L，红细胞计数 3.66×10^{12}/L，血红蛋白 101 g/L，血小板计数 75×10^9/L。C 反应蛋白 103.2 mg/L。真菌 D- 葡聚糖 10 pg/mL。$CD4^+$ T 淋巴细胞 0 个 /μL。肺泡灌洗液涂片、血培养、痰培养均见金黄色葡萄球菌。

【影像学检查】

（1）肺窗（图 7-1）：气管插管术后，两肺弥漫分布薄壁空洞，边界模糊，内壁光整，较大洞腔内可见气 – 液平面；两肺中下叶可见实性结节，部分融合，边缘模糊。

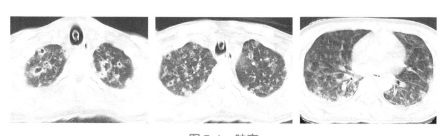

图 7-1 肺窗

（2）纵隔窗（图7-2）：两肺下叶背侧可见窄带状实变影，两侧胸腔见少量积液。

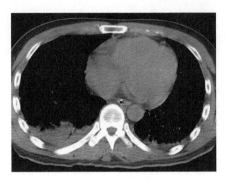

图 7-2　纵隔窗

【诊断】

金黄色葡萄球菌肺炎。

【诊断要点】

（1）青年男性，处于艾滋病期，以头痛、发热、意识障碍为首发症状，后出现咳嗽、喘憋等呼吸道症状。

（2）肺泡灌洗液涂片、血培养、痰培养均见金黄色葡萄球菌。

（3）两肺弥漫分布薄壁空洞，边界模糊，较大空洞内见气－液平面。

（4）两肺中下叶可见实性结节，部分融合成斑片影，边界模糊。

（5）两侧胸腔见少量积液。

【鉴别诊断】

该患者肺部影像学检查所见尚需与以下疾病相鉴别。

（1）肺转移瘤：多见于老年人，有原发性肿瘤病史，当发生血行转移时，以两肺多发实性结节常见，边界清晰，随机分布，大小不等，以下叶为著；若出现空洞，洞壁往往厚薄不一，与该患者薄壁空洞容易鉴别。

（2）亚急性血行播散性肺结核：常常伴乏力、盗汗、午后低热等结核中毒症状，胸部高分辨 CT 以"三不均匀"为主要特点，即大小、密度、分布不均匀，实性结节多见，当出现空洞，空洞内壁一般较光滑，气－液平面少见。

（3）肺隐球菌病：对于艾滋病患者，部分以头痛为首发症状或临床无明显症状，病变多数表现为单发或多发的实性结节或伴空洞的结节，境界一般较清楚，部分空洞内可见细线样分隔，出现有特征性的"骷髅征"时可提示诊断。

病例分析

金黄色葡萄球菌肺炎是由金黄色葡萄球菌（staphylococcus aureus）引起的肺炎。金黄色葡萄球菌是革兰氏阳性菌，涂片表现为成对的短链状、四联球菌或簇状。金黄色葡萄球菌肺炎的临床表现为突发高热、胸痛、咳嗽，咳黄色或棕色脓痰，有时痰中带血。薄层 CT 表现为小叶中心结节或分支状模糊影（即"树芽征"），以及小叶、亚段或段性实变，实变可融合、单侧或双侧发生，但常累及两个以上小叶。金黄色葡萄球菌源性肺脓肿常单发，典型者内壁不规则、粗糙，见于 50% 的儿童和 15% 的成年人，常出现于肺炎的第一周，随着疾病好转，可吸收消退，残留肺气囊，近胸膜肺气囊破裂可形成自发性气胸。30% ～ 50% 的患者会出现胸膜渗出，近一半为脓胸。当出现脓毒血症时可在肺内出现脓毒性肺栓塞表现，常为 1 ～ 3 cm 的结节影，多分布在肺下叶外周带，多数结节可进展为空洞。通常，在 CT 重建图像上可见引流肺静脉进入到结节内部。当肺动脉被脓毒栓子或血栓栓塞后会引起出血和（或）梗死，表现为边界清晰的胸膜下楔形实变，其内可见空洞，常伴气－液平面。

笔记

陈七一教授病例点评

患者，男性，患有 AIDS，免疫力极度低下，以头痛为首发症状，薄层 CT 影像表现为两肺多发随机分布薄壁空洞、实性结节及融合斑片影，空洞内见气－液平面，结合肺泡灌洗液、血培养结果，诊断不难。对于艾滋病患者，需与以神经系统为首发症状、肺部多发结节及空洞结节的肺隐球菌病鉴别，但是后者肺内结节常边缘较清楚，部分空洞内可见细线样分隔，出现有特征性的"骷髅征"时可提示诊断。亚急性血行播散性肺结核则表现为"三不均匀"结节，边界清晰，比较容易鉴别。

【参考文献】

1. HE H，WUNDERINK R G. Staphylococcus aureus pneumonia in the community. Semin Respir Crit Care Med，2020，41（4）：470-479.

2. MORIKAWA K，OKADA F，ANDO Y，et al. Meticillin-resistant staphylococcus aureus and meticillin-susceptible S. aureus pneumonia：comparison of clinical and thin-section CT findings. Br J Radiol，2012，85（1014）：e168-e175.

3. PICKENS C I，WUNDERINK R G. Methicillin-resistant staphylococcus aureus hospital-acquired pneumonia/ventilator-associated pneumonia. Semin Respir Crit Care Med，2022，43（2）：304-309.

4. TILOUCHE L，BEN DHIA R，BOUGHATTAS S，et al. Staphylococcus aureus ventilator-associated pneumonia：a study of bacterio-epidemiological profile and virulence factors. Curr Microbiol，2021，78（7）：2556-2562.

5. VALOUR F，CHEBIB N，GILLET Y，et al. Staphylococcus aureus broncho-pulmonary infections. Rev Pneumol Clin，2013，69（6）：368-382.

（张紫欣　陈七一　整理）

病例 8 艾滋病合并肺炎克雷伯菌肺炎

病历摘要

【基本信息】

患者，男性，28 岁。主诉：间断腹泻 3 个月，肛周溃疡 1 个月，发热、咳嗽半个月。

现病史：患者 3 个月前无明显诱因出现腹泻，为水样便，1 月余前肛周开始出现皮肤破溃，范围逐渐增大，随后腹泻逐渐停止，均未行特殊处理。半个月前患者出现发热，伴咳嗽、咳痰，无明显胸闷憋气，1 天前 HIV 确诊试验阳性。患者发病以来神志清楚，精神弱，进食少，小便正常，体重减轻。

【辅助检查】

白细胞计数 0.73×10^9/L，中性粒细胞百分比 6.94%，中性粒细胞计数 0.05×10^9/L，淋巴细胞计数 0.59×10^9/L，单核细胞计数 12.34×10^9/L，红细胞计数 1.69×10^{12}/L，血红蛋白 44.2 g/L，血小板计数 3.4×10^9/L。C 反应蛋白 170.9 mg/L。白介素 -6 625.5 pg/mL。$CD4^+T$ 淋巴细胞 2 个 /μL。降钙素原 11.86 ng/mL。痰涂片抗酸染色未见抗酸杆菌。实验室血培养见肺炎克雷伯菌肺炎亚种。

【影像学检查】

（1）肺窗（图 8-1）：双肺多发斑片状实变影及磨玻璃密度影，沿支气管血管束及胸膜下分布，实变影内见空气支气管征，左肺可见多发大小不等厚壁空洞，其内见分隔，左主支气管内痰栓。

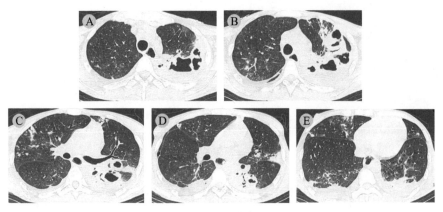

图 8-1　肺窗

（2）纵隔窗（图 8-2）：分别对应图 8-1B、图 8-1C、图 8-1E 肺窗，左肺多发大小不等空洞，上叶空洞内见更低密度影；双侧少量胸腔积液、右侧斜裂叶间胸膜少量积液。

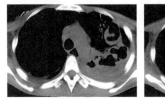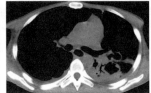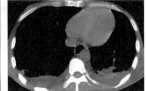

图 8-2　纵隔窗

【诊断】

肺炎克雷伯菌肺炎。

【诊断要点】

（1）青年男性，HIV 感染诊断明确，CD4[+] T 淋巴细胞 2 个 /μL，免疫功能缺陷，发热，肛周溃疡病史，实验室检查 C 反应蛋白及白介素 -6 明显增高。

（2）实验室血培养见肺炎克雷伯菌肺炎亚种。

（3）双肺病变沿支气管血管束及胸膜下分布。

（4）双肺多发实变影及磨玻璃密度影。

笔记

（5）左肺厚壁空洞。

（6）双侧少量胸腔积液及右侧叶间积液。

【鉴别诊断】

该患者肺部影像学检查所见尚需与以下疾病相鉴别。

（1）金黄色葡萄球菌肺炎：儿童及老年人发病率高，按感染途径分为吸入性感染和血源性感染，典型影像表现为肺内多发斑片状实变影、结节、肺气囊或空洞，病灶多沿支气管血管束分布或以肺外周和基底部分布为主，后部病变较前部多，游走性是此病特点，血源性金黄色葡萄球菌引起脓毒血症与高毒力肺炎克雷伯菌引起肺栓塞、肺梗死在影像学上很难鉴别，最后确诊仍然要依靠病原学检查。

（2）继发性肺结核：患者常有午后低热及盗汗等临床症状。好发部位为上叶尖后段、下叶背段，伴空洞形成的肺结核需与肺炎克雷伯菌肺炎相鉴别。继发性肺结核典型表现为多叶多段分布，多形态，实变、结节，伴虫蚀样空洞，周围有卫星灶，常见其他肺叶播散灶，表现为沿气道分布的微结节，呈"树芽征"；可合并增大淋巴结及胸腔积液。

（3）肺曲霉菌病：临床真菌 D- 葡聚糖及血清曲霉菌半乳甘露聚糖试验常为阳性。典型影像表现为胸膜下分布楔形实变、实性结节或肿块、空洞结节，"晕征""反晕征""新月征"为特征性征象；也可表现为亚段、段支气管沿气道分布的病变，支气管管壁增厚、管腔狭窄，支气管周围实变或磨玻璃影；曲霉菌球是慢性曲霉菌病的最典型影像表现。

病例分析

肺炎克雷伯菌（Klebsiella pneumoniae），为革兰氏阴性杆菌，常存在于人体上呼吸道及肠道，当机体免疫力降低时，经呼吸道进入肺内引起小叶或小叶融合性感染性病变，病死率较高。肺炎克雷伯菌肺炎 CT 影像学表现主要有 3 种。①片状实变或伴脓肿形成型：表现为大片状实变影，边界模糊，靠近叶间裂处则比较清晰，局部向后突出、叶间裂下坠，形成典型的"钟乳石征"，实变病变内形成空洞，洞壁多较光滑，该类型为肺炎克雷伯菌肺炎的典型表现；②多发斑片实变或小叶肺炎型：肺内（双肺或一侧肺）多发小斑片状实变影，周围伴磨玻璃密度影，边界模糊，部分实变影可融合，部分病灶可出现小空洞；③肺纹理增多型：表现为双肺或一侧肺纹理增多、增粗、模糊，该类型最少见。

关春爽教授病例点评

青年男性，HIV 感染病史，$CD4^+$ T 淋巴细胞计数提示患者免疫力极度低下，既往有肛周感染病史，近期有发热症状，实验室检查 C 反应蛋白及白介素 -6 明显增高，考虑患者为感染性疾病，肺部影像表现为双肺实变影伴空洞，从空洞形态、内部特征及周围病变来看，并非虫蚀样薄壁空洞，双肺未见"树芽征"，形态较单一，可排除肺结核；肺曲霉菌病空洞病变多在孤立结节的基础上形成，壁较薄，本病例无"晕征""反晕征"等征象，与肺曲霉菌病鉴别较容易，病灶部分位于胸膜下，提示血行来源可能性大，有脓毒症肺栓塞存在可能，肺炎克雷伯菌或金黄色葡萄球菌感染均可能；结合临床病史及实验室检查，最终诊断为肺炎克雷伯菌肺炎。

【参考文献】

1. 王志强 . 肺炎克雷伯杆菌肺炎的 CT 征象分析 . 中国实用医药，2019，14（36）：33-35.

2. 信更新，李玲义，刘毅 . 肺炎克雷伯杆菌肺炎合并肝脓肿 1 例及文献复习 . 临床肺科杂志，2019，24（7）：1342-1344.

3. 方明，孔繁荣 . 肺炎克雷伯杆菌肺炎的 CT 诊断 . 青岛大学医学院学报，2013，49（1）：83-84.

4. 王军大，杨华，赵建宁，等 . 糖尿病患者肺炎克雷伯杆菌肝脓肿并发血源性肺部感染 CT 征象回归分析 . 中国 CT 和 MRI 杂志，2020，18（9）：69-72.

5. KOMIYA K，YOSHIKAWA H，GOTO A，et al. Radiological patterns and prognosis in elderly patients with acute Klebsiella pneumoniae pneumonia：a retrospective study. Medicine，2022，101（32）：e29734.

（杜艳妮　关春爽　整理）

病例 9　艾滋病合并巨细胞病毒肺炎

病历摘要

【基本信息】

患者，男性，27 岁。主诉：咳嗽、胸闷 2 个月，发现 HIV 抗体阳性 1 个月。

现病史：患者 2 个月前无明显诱因出现咳嗽，以干咳为主，活动后胸闷、喘息，间断发热，体温最高 40 ℃，为求进一步治疗转入我院。

【辅助检查】

白细胞计数 4.38×10^9/L，中性粒细胞百分比 82.40%，中性粒细胞计数 3.61×10^9/L，淋巴细胞计数 0.5×10^9/L，单核细胞计数 0.10×10^9/L，红细胞计数 3.19×10^{12}/L，血红蛋白 96 g/L，血小板计数 244×10^9/L；真菌 D- 葡聚糖 < 10 pg/mL。CD4$^+$T 淋巴细胞 2 个 /μL。C 反应蛋白 13.8 mg/L。HIV 抗体阳性。HIV 病毒载量 394 894 copies/mL。血清巨细胞病毒抗体检测阳性。血清人巨细胞病毒核酸定量 1.83×10^3 copies/mL。支气管肺泡灌洗液人巨细胞病毒核酸定量 1.36×10^5 copies/mL。

【影像学检查】

（1）肺窗（图 9-1）：两肺弥漫网格影，以胸膜下分布为主，胸膜下可见磨玻璃密度影、斑片状实变影，牵拉性细支气管扩张，散在薄壁囊腔；左侧气胸。

（2）纵隔窗（图 9-2）：双肺胸膜下散在斑片状实变；纵隔未见肿大淋巴结；双侧胸腔未见积液。

笔记

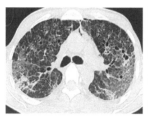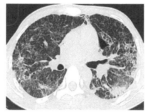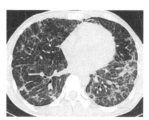

图 9-1　肺窗

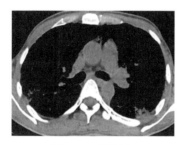

图 9-2　纵隔窗

【诊断】

巨细胞病毒肺炎。

【诊断要点】

（1）青年男性，艾滋病患者，有高热、胸闷、咳嗽等症状，CD4$^+$T 淋巴细胞 2 个 /μL。

（2）血清及支气管肺泡灌洗液人巨细胞病毒核酸阳性。

（3）两肺弥漫细网格影，散在磨玻璃密度及斑片状实变影，以胸膜下分布为主，可见牵拉性细支气管扩张。

（4）左侧气胸。

【鉴别诊断】

该患者肺部影像学检查所见尚需与以下疾病相鉴别。

（1）肺孢子菌肺炎：艾滋病患者常见的机会性感染，约 85% 的晚期艾滋病患者合并肺孢子菌肺炎，临床症状以发热及呼吸道症状为主，实验室检查显示中性粒细胞明显增高。典型影像表现为广泛或局限性的磨玻璃密度影，双肺病变对称性分布，慢性或复发的病例可引起小叶间隔增厚及网格影，并可以出现囊腔、自发性气胸及肺实变影，在治疗后肺内可残留纤维化改变，在影像上与巨细胞病毒肺炎相似，鉴别困难时可行纤维支气管镜检查。

（2）过敏性肺炎（纤维化型）：临床上可见低氧血症、杵状指，听诊可闻及吸气性爆裂音，典型影像表现为支气管血管束或胸膜下分布的网格影、蜂窝影，伴牵拉性支气管或细支气管扩张，肺气囊、肺气肿少见，急性加重患者可在此基础上新发斑片状磨玻璃密度影。当网格或蜂窝影在支气管血管束周围分布时上叶多见，在胸膜下分布时下叶多见。

📋 病例分析

巨细胞病毒（cytomegalovirus, CMV）是属于疱疹病毒科的一种普遍存在的病毒，主要通过接触感染性体液（唾液、尿液、生殖器）或胎盘途径传播。免疫功能正常人群中，巨细胞病毒感染通常是无症状的或自限性疾病；在免疫功能低下的患者中，往往病情严重，死亡率高。在免疫功能受损患者中，巨细胞病毒感染常出现多系统受累，如 CMV 视网膜炎、CMV 肺炎。在薄层 CT 上早期表现为弥漫分布的磨玻璃密度影，随着疾病的进展会出现以两肺胸膜下为主的网格影、实性结节及多发囊腔，囊腔增大融合后，容易出现自发性气胸。CMV 肺炎容易与多种致病菌合并出现，导致 CT 影像特征复杂，当合并出现细菌感染时容易出现斑片实变影，合并有真菌感染时会出现有分隔的薄壁囊腔等影像表现。由于肺孢子菌与 CMV 肺炎 CT 影像特征相似，并且两者在艾滋病患者中的发病率均较高，对其鉴别诊断的意义重大，尤其是出现不典型影像特征时，需结合病史、临床表现、病原学检查等多方面进行综合分析。

陈七一教授病例点评

患者，男性，处于艾滋病期，免疫力极度低下，有高热、胸闷、咳嗽等症状，薄层 CT 上表现为两肺弥漫分布网格影及磨玻璃密度影，与肺孢子菌肺炎相似，但是后者胸膜下区一般不受累。纤维化型过敏性肺炎可出现纤维化改变，结合临床病史、病变的分布特征及随访过程中的动态变化，有助于鉴别，必要时行进一步肺组织活检。该病例的确诊，不仅有影像学提供佐证，还有支气管肺泡灌洗液人巨细胞病毒核酸定量检测结果作为重要依据。

【参考文献】

1. MCGUINNESS G，SCHOLES J V，GARAY S M，et al. Cytomegalovirus pneumonitis：spectrum of parenchymal CT findings with pathologic correlation in 21 AIDS patients. Radiology，1994，192（2）：451-459.

2. KUNIHIRO Y，TANAKA N，MATSUMOTO T，et al. The usefulness of a diagnostic method combining high-resolution CT findings and serum markers for cytomegalovirus pneumonia and pneumocystis pneumonia in non-AIDS patients. Acta Radiol，2015，56（7）：806-813.

3. GONCALVES C，CIPRIANO A，VIDEIRA SANTOS F，et al. Cytomegalovirus acute infection with pulmonary involvement in an immunocompetent patient. Idcases，2018，14：e00445.

4. DU C J，LIU J Y，CHEN H，et al. Differences and similarities of high-resolution computed tomography features between pneumocystis pneumonia and cytomegalovirus pneumonia in AIDS patients. Infect Dis Poverty，2020，9（1）：149.

5. GRIFFITHS P，REEVES M. Pathogenesis of human cytomegalovirus in the immunocompromised host. Nat Rev Microbiol，2021，19（12）：759-773.

（张紫欣　陈七一　整理）

病例 10 艾滋病合并肺淋巴瘤

病历摘要

【基本信息】

患者，男性，62 岁。主诉：咳嗽、胸闷 1 个月，发现 HIV 抗体阳性 10 天。

现病史：1 个月前出现咳嗽，咳中量白痰，胸闷气短，就诊于当地医院，胸部 CT 提示右肺下叶肺门区软组织肿块伴阻塞性炎症，考虑肺癌；PET-CT 提示右肺下叶占位伴高代谢，考虑肺癌合并阻塞性肺炎。10 天前于北京某三甲医院发现 HIV 抗体阳性，为求进一步诊治收入我院。

既往史：20 年前有高危异性性行为史。

【辅助检查】

白细胞计数 5.21×10^9/L，中性粒细胞百分比 62%，中性粒细胞计数 3.23×10^9/L，淋巴细胞百分比 25.30%，淋巴细胞计数 1.32×10^9/L，血红蛋白 94 g/L，血小板 152×10^9/L。C 反应蛋白 20.5 mg/L。降钙素原 < 0.05 ng/mL。CD4+ T 淋巴细胞 106 个 /μL。甲胎蛋白 1.31 ng/mL，癌胚抗原 1.4 ng/mL，CA19-9 4.2 U/mL，CA15-3 5.5 U/mL。梅毒 TRUST 阴性，TPPA 阴性。新型隐球菌抗原阴性。真菌 D- 葡聚糖 9.80 pg/mL。痰液结核分枝杆菌复合群及利福平耐药基因检测阴性。

【影像学检查】

（1）肺窗（图 10-1）：右肺下叶肺门旁肿块，边缘见粗大毛刺及少许磨玻璃密度影，未见阻塞性炎症及肺不张。

（2）纵隔窗（图10-2）：右肺下叶肺门旁见软组织密度肿块影，境界清楚，密度均匀，CT值约为30 HU。

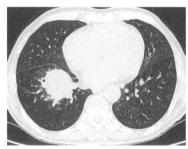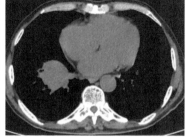

图 10-1　肺窗　　　　　　　　图 10-2　纵隔窗

（3）增强扫描（图10-3）：肿块不均匀轻度强化，病灶内及边缘见肺血管穿行，呈"血管漂浮征"。

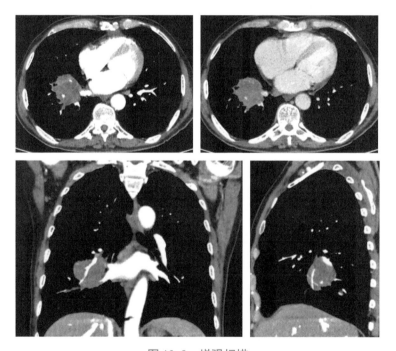

图 10-3　增强扫描

【诊断】

肺淋巴瘤。

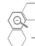

【诊断要点】

（1）老年男性，处于艾滋病期，免疫力低下，CD4$^+$T 淋巴细胞 106 个 /μL，有胸闷、干咳等症状。

（2）右肺下叶肺门旁见软组织密度肿块影，境界清楚，密度均匀，低强化，"血管漂浮征"。

（3）右下叶支气管未见阻塞，未见阻塞性炎症及肺不张。

【鉴别诊断】

该患者肺部影像学检查所见尚需与以下疾病相鉴别。

（1）中央型肺癌：中老年患者多见，临床可出现咳嗽、痰中带血等症状，影像表现为肺门肿块，导致支气管狭窄阻塞，早期显示病灶远侧阻塞性肺气肿，随着病变进展可见阻塞性炎症或肺不张，可侵犯肺门血管，增强扫描肿物一般明显强化。晚期可有淋巴结转移。

（2）淋巴结结核：多有低热、咳嗽、盗汗等症状，肺门淋巴结结核影像表现为单侧或双侧肺门淋巴结肿大，边缘清晰，可有坏死，增强扫描可见环形强化、轻度强化或无强化，邻近支气管有受压表现，血管不受侵犯，当侵及邻近支气管管壁时可伴有肺内播散性病灶。

（3）Castleman 病（局限型或透明血管型）：多见于青壮年，通常位于肺门或中纵隔。影像表现为孤立软组织肿块或肿大淋巴结，密度均匀，边界光滑或呈分叶状，中心常见粗大钙化灶，增强扫描可见明显均匀强化。

病例分析

艾滋病相关淋巴瘤（AIDS-related lymphoma，ARL）是最常见

的艾滋病定义恶性肿瘤，大多数为非霍奇金淋巴瘤，按部位大致分为3类：全身性非霍奇金淋巴瘤、原发性中枢神经系统淋巴瘤和原发性渗出性（或体腔）淋巴瘤。全身性非霍奇金淋巴瘤占绝大部分，而原发性中枢神经系统淋巴瘤约占15%，原发性渗出性淋巴瘤占不到1%。艾滋病常见的全身性非霍奇金淋巴瘤的病理亚型包括：弥漫大B细胞淋巴瘤（约75%）、伯基特淋巴瘤（约25%）、浆母细胞淋巴瘤、T细胞淋巴瘤和惰性B细胞淋巴瘤。

ARL的危险因素包括$CD4^+T$淋巴细胞计数低、HIV病毒载量高、EB病毒共感染等。

肺淋巴瘤影像常表现为多发结节，偶尔为单发结节或肿块，边界清晰，可见"血管漂浮征""支气管充气征"，增强扫描轻—中度强化；极少数情况下，为弥漫性病变，如弥漫分布的微小结节、小叶间隔结节状增厚。淋巴结肿大可伴随出现或单独存在。

🩺 陈七一教授病例点评

老年男性，处于艾滋病期，$CD4^+T$淋巴细胞明显降低，胸部薄层CT显示右肺下叶近肺门旁有占位，增强扫描呈轻度不均匀强化，病变实质及病变边缘见"血管漂浮征"。肺淋巴瘤需与中央型肺癌、肺门淋巴结结核和Castleman病相鉴别。中央型肺癌可以出现支气管阻塞或截断，远端出现阻塞性肺炎、支气管扩张、肺气肿等，肿块密度不均匀，可以出现空洞，增强扫描肿块不均匀强化。肺门淋巴结结核增强扫描呈环形强化或无强化。Castleman病淋巴结明显均匀强化，与邻近血管强化类似。当AIDS患者免疫力极度低下，肺门及纵隔出现肿块或多发增大淋巴结，而且增强扫描呈均匀低强化，出

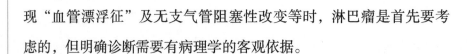
现"血管漂浮征"及无支气管阻塞性改变等时，淋巴瘤是首先要考虑的，但明确诊断需要有病理学的客观依据。

【参考文献】

1. 赵恩举，赵硕，王锡明．原发性肺淋巴瘤的 CT 征象与病理学基础．医学影像学杂志，2022，32（4）：610-613.

2. KELEMEN K, RIMSZA L M, CRAIG F E. Primary pulmonary B-cell lymphoma. Semin Diagn Pathol，2020，37（6）：259-267.

3. SHAO L, JIANG L, WU S, et al. Simultaneous occurrence of invasive pulmonary aspergillosis and diffuse large B-cell lymphoma：case report and literature review. BMC Cancer，2020，20（1）：15.

4. COZZI D, DINI C, MUNGAI F, et al. Primary pulmonary lymphoma：imaging findings in 30 cases. Radiol Med，2019，124（12）：1262-1269.

5. 穆勒，席尔瓦．胸部影像学．史景云，费苛，孙鹏飞，译．上海：上海科学技术出版社，2015：305-310.

（魏连贵　陈七一　整理）

病例 11 艾滋病合并肺卡波西肉瘤

病历摘要

【基本信息】

患者，男性，35 岁。主诉：周身散在皮下暗红色结节进行性增多 1 年余，咳嗽、气短 2 个月，发现 HIV 抗体阳性 1 年余。

现病史：1 年前，患者鼻部及上颚出现黏膜下结节，色暗红。皮下结节逐渐增多，累及躯干、四肢及会阴等部位。2 个月前，咳嗽加重，呈刺激性咳嗽，夜间明显，咳少量黄白痰及咯少量血。近 1 年体重下降 15 kg。

【辅助检查】

白细胞计数 4.77×10^9/L，中性粒细胞百分比 68.40%，中性粒细胞计数 3.26×10^9/L，淋巴细胞计数 1.01×10^9/L，单核细胞计数 0.30×10^9/L，红细胞计数 3.93×10^{12}/L，血红蛋白 110 g/L，血小板计数 193×10^9/L。C 反应蛋白 23.3 mg/L。$CD4^+$ T 淋巴细胞 170 个 /μL。肺泡灌洗液墨汁染色阴性，抗酸染色阴性，涂片检查细菌阴性；真菌 D- 葡聚糖阴性。

【影像学检查】

（1）肺窗（图 11-1）：双肺斑片状实变影，累及多叶多段，沿支气管血管束分布，边缘模糊，呈"火焰征"，实变内可见空气支气管征。

（2）纵隔窗（图 11-2）：实变密度均匀。

（3）增强扫描（图 11-3）：实变明显强化，边缘可见扩张血管影。

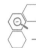
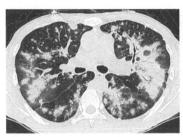
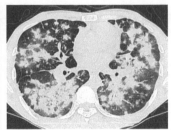

图 11-1　肺窗

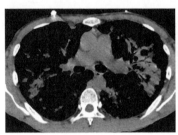
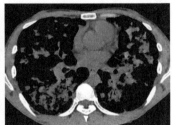

图 11-2　纵隔窗

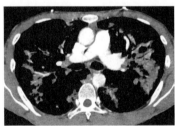
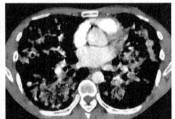

图 11-3　增强扫描

【诊断】

肺卡波西肉瘤。

【诊断要点】

（1）青年男性，HIV 感染诊断明确，CD4+ T 淋巴细胞 170 个 /μL；
周身散在皮下暗红色结节且进行性增多。

（2）双肺对称性分布实变影，边缘模糊，呈"火焰征"。

（3）病变沿支气管血管束分布。

（4）实变明显强化，边缘可见扩张血管影。

【鉴别诊断】

该患者肺部影像学检查所见尚需与以下疾病相鉴别。

（1）侵袭性肺曲霉菌病：临床表现为发热、咳嗽、咳痰和呼吸困难，偶尔咯血等。胸部 CT 表现为双肺多发结节或局灶性实变（早期），周边"晕征"，有"空气新月征"的空洞性结节（晚期）；单侧或双侧斑片状不对称实变，小叶中心性结节和"树芽征"。

（2）肺隐球菌病：常无自觉症状或症状轻微，干咳、少痰，进一步进展为咳大量的白色黏液痰、低热、胸痛、消瘦、乏力等。影像表现多样，可以出现单发或多发结节，结节周围多伴有"晕征"，多位于胸膜下，常见空洞形成，少部分结节边缘可见分叶及毛刺；单发或多发斑片状实变影，其内可见空气支气管征；弥漫粟粒结节，边缘模糊；网格影及散在结节影。

（3）肺淋巴瘤：临床常有发热、盗汗、体重减轻，胸部症状可出现气促、咳嗽、胸痛和咯血等。影像表现为肺内结节或肿块，结节常为多发且边缘清楚，其内可见空气支气管征，但也可出现毛刺状和空洞，常伴有胸腔积液及纵隔淋巴结肿大。增强扫描呈轻—中度强化。

📋 病例分析

卡波西肉瘤（Kaposi's sarcoma，KS）是在 1872 年第一次被匈牙利皮肤科医生 Moritz Kaposi 描述的，是一种局灶型或多中心型的血管内皮异常增生性恶性肿瘤。KS 分为经典型、地方型、医源型（免疫抑制型）及获得性免疫缺陷综合征相关型（acquire immunodeficiency syndrome-associated Kaposi's sarcoma，AIDS-KS）四种类型。其中

51

AIDS-KS 发生于 HIV 感染者及男性同性恋者。KS 在普通人群中的发病率约为 1/100 000，而在 HIV 感染者中为 1/20。KS 是自 AIDS 出现以来第一个以 AIDS 定义的恶性肿瘤，是 AIDS 第二常见肿瘤。皮肤受累是最常见的，肺是最常受累的实质器官。肿瘤组织内多有由梭形细胞组成的血管裂隙（纤细血管），KS 病变有很高的血管化，并有出血倾向。在肿块形成之前先有新生血管，这是 KS 与其他恶性肿瘤的不同之处。内脏器官病变因受累器官的结构而异，沿血管、支气管、肝脏门静脉等结构扩散，而后累及周围器官实质。肺卡波西肉瘤典型影像表现是支气管血管束周围分布双肺对称性火焰状或边缘模糊结节，边缘可以出现磨玻璃密度影及小叶间隔增厚，增强扫描 CT 可见病变内及边缘扩张血管。可以出现单侧或双侧胸腔积液及淋巴结增大。

📋 谢汝明教授病例点评

患者，男性，患有 AIDS，免疫功能低下，临床表现为气短、咳嗽，周身散在皮下暗红色结节且进行性增多，实验室指标 C 反应蛋白增高。典型影像表现为双肺沿支气管血管束分布实变影，呈"火焰征"，增强扫描呈明显强化，边缘可见扩张血管影，因此诊断为肺卡波西肉瘤。但需注意与侵袭性肺曲霉菌病、肺隐球菌病及肺淋巴瘤进行鉴别。侵袭性肺曲霉菌病肺内出现多发结节或局灶性实变伴"晕征"，斑片状实变及"树芽征"，空洞性结节是该病比较典型的影像表现，而肺卡波西肉瘤不会出现空洞。肺隐球菌病患者症状轻微，可以进展为咳大量的白色黏液痰，肺内单发或多发结节，部分伴"晕征"，常见空洞形成。肺淋巴瘤患者表现为肺内多发结节或肿块，边缘清楚，其内可见空气支气管征，增强扫描呈轻—中度强化，而肺卡波西肉瘤呈"火焰征"，增强扫描呈明显强化。

【参考文献】

1. GUAN C，SHI Y，LIU J，et al. Pulmonary involvement in acquired immunodeficiency syndrome-associated Kaposi's sarcoma：a descriptive analysis of thin-section manifestations in 29 patients. Quant Imaging Med Surg，2021，11（2）：714-724.

2. ABOULAFIA D M. The epidemiologic，pathologic，and clinical features of AIDS-associated pulmonary Kaposi's sarcoma. Chest，2000，117（4）：1128-1145.

3. TRAILL Z C，MILLER R F，SHAW P J. CT appearances of intrathoracic Kaposi's sarcoma in patients with AIDS. Br J Radiol，1996，69（828）：1104-1107.

4. 穆勒，席尔瓦. 胸部影像学. 史景云，费苛，孙鹏飞，译. 上海：上海科学技术出版社，2015：496-499.

5. MULLER N L，FRANQUE T，LEE K S. Imaging of pulmonary infections. Lippincott Williams & Wilkins Inc，2007：114-122.

（关春爽　许东海　陈七一　整理）

病例 12 侵袭性肺曲霉菌病

病历摘要

【基本信息】

患者，男性，68 岁。主诉：间断黑便 5 年余，发现肝恶性肿瘤 3 年余，意识障碍 4 天。

现病史：4 天前，急诊以"肝性脑病，肝恶性肿瘤"收入院。2 天前患者出现发热、咳嗽、咳痰，咳少量铁锈色痰，喘憋，查体左肺下叶可闻及湿啰音。

既往史：5 年前患者无明显诱因出现黑便，量中等，诊断为"乙型肝炎肝硬化，食管胃底静脉曲张破裂出血，腹腔积液"。3 年前诊断为"肝恶性肿瘤"，多次介入治疗。1 年前开始化疗。3 个月前总胆红素迅速升高。

【辅助检查】

白细胞计数 5.84×10^9/L，中性粒细胞百分比 86.2%，中性粒细胞计数 5.04×10^9/L，血红蛋白 121 g/L，血小板计数 35×10^9/L。C 反应蛋白 29.6 mg/L。降钙素原 0.1 ng/mL。$CD4^+$ T 淋巴细胞 34 个 /μL。真菌 D- 葡聚糖（G 试验）271 pg/mL。血清曲霉菌半乳甘露聚糖（GM 试验）6.87 pg/mL。痰抗酸染色阴性。两次痰培养均为构巢曲霉菌。

【影像学检查】

（1）入院 6 天（图 12-1）：左肺下叶后基底段扇形实变影，其内可见空气支气管征，其远侧见类圆形实性结节，周围肺野可见"晕征"，与降主动脉分界清晰；双肺后肋胸膜轻度增厚粘连；心包少量积液。

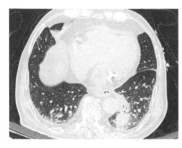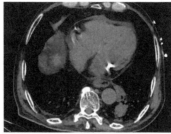

图 12-1　入院 6 天

（2）入院 10 天（广谱抗感染治疗后 4 天）（图 12-2）：左肺下叶
病变增大、融合，呈扇形浸润性肺实变，实质密度尚均匀，病灶周
围"晕征"明显；心包少量积液。

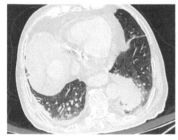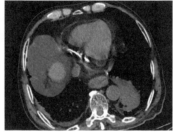

图 12-2　入院 10 天

（3）入院 24 天（抗真菌治疗后 14 天）（图 12-3）：左肺下叶病
变体积明显缩小，病变中心可见空洞，洞内多发线样分隔呈粗糙的
网状结构，病灶周围未见明显"晕征"；心包少量积液。

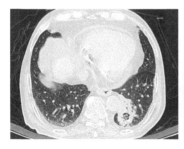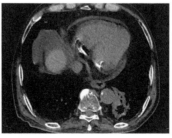

图 12-3　入院 24 天

【诊断】

侵袭性肺曲霉菌病。

【诊断要点】

（1）老年男性，有恶性肿瘤免疫治疗史，CD4$^+$T淋巴细胞34个/μL，有咳嗽、咳痰、发热等症状，呈急性病程。

（2）G试验、GM试验均阳性，痰培养为构巢曲霉菌。

（3）左肺下叶斑片状实变，结节伴"晕征"。

（4）抗生素治疗无效，给予抗真菌治疗后，病变逐渐缩小，并迅速出现空洞，洞内可见多发线样分隔呈粗糙的网状结构。

【鉴别诊断】

该患者肺部影像学检查所见尚需与以下疾病相鉴别。

（1）周围型肺癌：老年人多见，有咳嗽、痰中带血等症状，胸部CT表现为软组织结节或肿块，边缘毛刺或浅分叶状，邻近胸膜牵拉可见"胸膜凹陷征"；当形成空洞时，厚壁空洞多见，内壁结节状凹凸不平，增强扫描明显强化。还可表现为实性结节伴磨玻璃密度影，边界清晰，是肿瘤的异质性所致。

（2）结核球：临床有低热、盗汗等结核中毒症状，好发于上叶尖后段、下叶背段，结节边界清晰，一般不伴"晕征"，中心可有低密度坏死区或钙化灶，当坏死组织由相通的引流支气管排出时，容易形成空洞，洞内壁一般较光滑，结节周围常可见卫星病灶。

（3）肺脓肿：呈急性病程，伴高热、脓痰，主要致病菌为金黄色葡萄球菌、铜绿假单胞菌、肺炎克雷伯菌等，早期影像上常表现为斑片状渗出或实变影，边缘模糊，可见空气支气管征及多发局灶性坏死，进一步发展，坏死区融合形成脓腔，坏死物经支气管排出时，可见气-液平面。

病例分析

侵袭性肺曲霉菌病最常见的致病菌是烟曲霉菌，其次是黄曲霉菌、构巢曲霉菌、土曲霉菌等。该病临床症状缺乏特异性，常表现为不同程度的发热、咳嗽、咳痰、呼吸困难、胸痛、胸膜摩擦音、支气管痉挛和咯血等，免疫抑制患者特别是长期应用激素（常规剂量应用大于 3 个月或单日剂量大于 20 mg）可不出现发热。机体的主要防御机制包括上皮细胞对真菌孢子黏附和出芽的抑制作用，肺泡巨噬细胞、多核中性粒细胞产生超氧化物和胞外陷阱诱捕作用，活化自然免疫介质。侵袭性肺曲霉菌病包括血管侵袭性和气道侵袭性两种类型。

（1）血管侵袭性肺曲霉菌病：当菌丝侵入并阻塞小或中等肺动脉，形成出血坏死性小结节或局部肺出血梗死时，CT 影像上典型表现为伴有"晕征"的结节影（多位于肺外周），或是以胸膜为基底的楔形实变影；增强扫描时可见中、小肺动脉侵入的真菌栓子；一般经过 2 ～ 3 周抗真菌治疗后，梗死的肺组织坏死、收缩，病灶内形成新月形空洞。空洞是侵袭性肺曲霉菌病发展晚期的表现，多发生在病变出现两周左右，"空气新月征"和中心空洞的形成往往是炎症消退期的标志。部分空洞内会出现线状分隔，表现为含气网状影，有文献提示当肺内病灶出现含气网格状空洞时，常提示为真菌感染。"晕征"多在血管侵犯后的前 1 周左右出现，被认为是肺曲霉菌病的早期表现。

（2）气道侵袭性肺曲霉菌病：曲霉菌孢子的大量吸入，菌丝在支气管黏膜上生长，引起急性气管 - 支气管炎及肺炎，CT 影像上可见支气管增粗，气道壁增厚，伴"树芽征"，支气管周围肺实质可见片状渗出性磨玻璃密度影。

57

📋 陈七一教授病例点评

老年男性，有肿瘤介入治疗及化疗史，CD4$^+$T 淋巴细胞 34 个 /μL，住院期间出现咳嗽、胸闷，G 试验、GM 试验均阳性，痰培养为构巢曲霉菌；病变进展快速，早期"晕征"明显，给予抗真菌治疗后，胸部高分辨 CT 显示斑片状实变和结节中心迅速变为含气网格空洞，并逐渐变小，呈急性病程，符合侵袭性肺真菌病的表现。临床实践中，气道侵袭性肺曲霉菌病与血管侵袭性肺曲霉菌病并不容易区分，CT 上常表现为斑片状实变影或磨玻璃密度影。值得注意的是，当出现空洞时，首先要排除恶性肿瘤的可能，必要时可穿刺活检。

【参考文献】

1. MOLDOVEANU B，GEARHART A M，JALIL B A，et al. Pulmonary aspergillosis：spectrum of disease. Am J Med Sci，2021，361（4）：411-419.

2. LEDOUX M P，GUFFROY B，NIVOIX Y，et al. Invasive pulmonary aspergillosis. Semin Respir Crit Care Med，2020，41（1）：80-98.

3. 周嘉璇，曾庆思，陈淮，等 . 不同免疫状态下侵袭性肺曲霉菌病的 CT 表现 . 中国医学影像技术，2016，32（1）：63-66.

4. 穆勒，席尔瓦 . 胸部影像学 . 史景云，费苛，孙鹏飞，译 . 上海：上海科学技术出版社，2015：305-310.

（周安　陈七一　整理）

病例 13　人感染 H7N9 禽流感病毒 肺炎

病历摘要

【基本信息】

患者，女性，41 岁。主诉：周身不适 7 天，高热 5 天。

现病史：患者 7 天前受凉后出现周身不适，自觉怕冷，无畏寒、寒战。5 天前出现高热，伴有周身肌肉痛、头痛，无咳嗽、咳痰，胸闷，无腹痛、腹泻。

流行病学史：患者母亲数周前接触病死家禽（鸡），3 周前出现发热咳嗽，1 周前死亡。患者 2 周前与母亲有密切接触。

【辅助检查】

白细胞计数 3.30×10^9/L，中性粒细胞百分比 74.61%，中性粒细胞计数 2.46×10^9/L，淋巴细胞百分比 17.9%，淋巴细胞计数 0.69×10^9/L，单核细胞计数 0.15×10^9/L，红细胞计数 4.11×10^{12}/L，血红蛋白 122 g/L，血小板计数 159×10^9/L。红细胞沉降率 40 mm/h。C 反应蛋白 8.3 mg/L。降钙素原 0.13 ng/mL。甲型 H1N1 流感病毒 RNA 核酸检测阴性。甲型流感病毒通用型核酸检测弱阳性。血清肺炎支原体抗体测定：阳性反应（1 ∶ 160）。北京市疾病预防控制中心检测咽拭子、痰甲型 H7N9 流感病毒核酸检测阳性。

【影像学检查】

（1）肺窗 (图 13-1)：双肺多发斑片状和片状实变影及磨玻璃密

笔记

度影，以后肋胸膜下为主，实变影内可见空气支气管征。

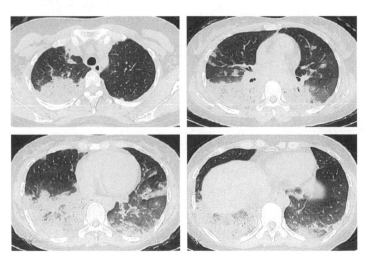

图 13-1　肺窗

（2）纵隔窗（图 13-2）：实变影密度均匀，纵隔内无增大淋巴结。

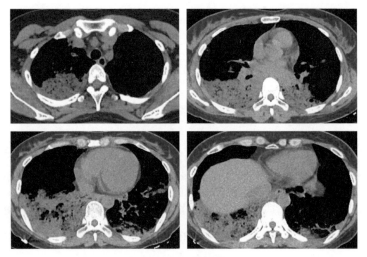

图 13-2　纵隔窗

【诊断】

人感染 H7N9 禽流感病毒肺炎。

【诊断要点】

（1）青年女性，急性起病，病程短，发热、胸闷。发病前有类似患者接触史。

（2）实验室检查显示白细胞计数、淋巴细胞百分比及计数降低，C反应蛋白及红细胞沉降率增高。咽拭子、痰甲型H7N9流感病毒核酸检测阳性。

（3）双肺多发实变影及磨玻璃密度影。

（4）实变影，以肺的背侧分布为主。

（5）纵隔无增大淋巴结。

【鉴别诊断】

该患者肺部影像学检查所见尚需与以下疾病相鉴别。

（1）细菌性肺炎：常因受凉、疲劳等引起，一般急性或亚急性起病，伴寒战、高热、咳嗽、咳痰等。实验室检查通常显示白细胞计数、中性粒细胞百分比及C反应蛋白增高。影像上表现为支气管壁增厚，周围多发"树芽征"、小叶中心及腺泡结节影，可进展为斑片实变影及磨玻璃密度影，边界模糊，一般较为局限，常以肺叶及肺段分布为主。

（2）新型冠状病毒感染：主要表现为发热、干咳、乏力、嗅觉及味觉减退、鼻塞、流涕、咽痛、结膜炎、肌痛和腹泻等。大部分患者出现白细胞及淋巴细胞数量减少，红细胞沉降率及C反应蛋白升高。典型影像表现为两肺单发或多发片状磨玻璃密度影、实变影，多以支气管血管束周围及胸膜下分布为主，其内可见细网格影，双肺下叶多见，邻近胸膜增厚。

（3）肺水肿：临床上常有心力衰竭或肾衰竭病史，表现为呼吸困难、呼吸急促、咳嗽等，但一般无发热。影像学上肺泡性肺水肿常表现为双侧肺门周围蝶翼状的磨玻璃密度影，变化迅速，可进展为实变，常合并胸腔积液、心包积液及心脏增大，合并间质性肺水肿时常见小叶间隔光滑增厚。短时间内水肿可以完全吸收，影像变化较大。

病例分析

　　根据核蛋白和基质蛋白的不同，流行性感冒病毒，简称流感病毒（influenza virus），可分为 A 型（甲型）、B 型（乙型）、C 型（丙型）。甲型流感病毒依据病毒表面血凝素（HA）和神经氨酸酶（NA）的不同，可划分为 18 种 HA 亚型和 11 种 NA 亚型。其中 H7N9 亚型禽流感病毒是甲型流感病毒中的一种，属于正黏病毒科，是一种新型重组病毒，基因组为分节段单股负链 RNA，于 2013 年 2 月在我国首次暴发，主要通过飞沫传播，经呼吸道感染。该病毒不仅可感染家禽，还可跨越宿主界限感染人呼吸道上皮细胞，诱发细胞因子连锁反应，导致感染者出现全身炎症反应，引起轻至重度肺部感染，甚至出现急性呼吸窘迫综合征、休克及多脏器衰竭，严重者可能死亡。早期主要病理改变为：①出血，肺泡上皮弥漫性损伤，大部分肺泡间隔及肺泡腔内可出现灶性出血；②炎性渗出，肺泡间隔水肿，肺泡腔内见炎性渗出液和透明膜形成，伴淋巴细胞及浆细胞浸润。中晚期（纤维增生期）主要病理改变为：①肺泡结构及肺泡间隔破坏，肺泡腔内见肺泡细胞碎屑及红细胞；②肺组织纤维化：在肺泡结构破坏基础上可出现广泛的纤维增生，肺泡腔内见纤维素沉积。H7N9 禽流感常以肺炎为主要临床表现，在发病之初均伴有呼吸困难及气促表现，重症患者病情进展迅速，多在 3 ～ 7 天出现重症肺炎。H7N9 禽流感病毒肺炎影像学表现主要为多肺叶广泛受累的实变及磨玻璃密度影，空气支气管征常见，肺实质及肺间质受累同时存在，后期可出现胸膜腔积液，纵隔及肺门淋巴结一般无增大。H7N9 的确诊需要病原学依据。

📋 关春爽教授病例点评

患者，青年女性，急性起病，病程短，发病前有类似患者接触史，以发热、咳嗽、憋气症状起病。实验室检查显示白细胞计数降低，淋巴细胞百分比及计数降低，C 反应蛋白及红细胞沉降率增高。影像表现为双肺多发片状实变影及磨玻璃密度影，以双肺背侧为著。上述影像表现与一般细菌性感染影像鉴别困难，在患者存在流行病学史、迅速出现呼吸衰竭时，要考虑到感染禽流感的可能。在 H7N9 禽流感病毒肺炎中，实变、磨玻璃密度影及间质改变的分布和快速进展可能有助于与其他原因的肺炎进行鉴别。双侧胸腔积液在 H7N9 禽流感病毒肺炎中与死亡率之间没有显著的相关性。H7N9 禽流感病毒肺炎的上述影像特征并非特异性表现，如 H1N1 病毒感染、严重急性呼吸综合征、新型冠状病毒感染和甲型 H5N1 禽流感病毒感染，也可出现类似影像表现。流行病学史和病原学检测是确诊的关键。

【参考文献】

1. 郭妍蓉，谈思怡，林宇静，等 . H7N9 禽流感病毒跨种间传播及其感染人气道黏膜的分子机制研究进展 . 解放军医学杂志，2020，45（2）：139-149.

2. 中华人民共和国国家卫生和计划生育委员会 . 人感染 H7N9 禽流感诊疗方案（2017 年第 1 版）. 中国病毒病杂志，2017，10（1）：1-4.

3. 陆普选，曾政，郑斐群，等 . 人感染 H7N9 禽流感病毒性重症肺炎的影像学表现及动态变化特点 . 放射学实践，2014，29（7）：740-744.

4. WANG Q, ZHANG Z, SHI Y, et al. Emerging H7N9 influenza a（novel reassortant

笔记

avian-origin）pneumonia：radiologic findings. Radiology，2013，268（3）：882-889.

5. ZENG Z，HUANG X R，LU P X，et al. Imaging manifestations and pathological analysis of severe pneumonia caused by human infected avian influenza（H7N9）. Radiol Infect Dis，2015，1（2）：64-69.

（陈辉　关春爽　整理）

病例 14　甲型 H1N1 流感病毒肺炎

病历摘要

【基本信息】

患者，女性，58 岁。主诉：发热、咳嗽 10 天，呼吸困难 2 天。

现病史：患者 10 天前受凉后高热，畏寒且明显，咳嗽，无咳痰，无明显肌肉及关节疼痛。患者入院测体温 39 ℃，呼吸困难，发绀明显，双肺闻及哮鸣音，满布湿啰音。

【辅助检查】

白细胞计数 3.34×10^9/L，中性粒细胞百分比 75.44%，中性粒细胞计数 2.52×10^9/L，淋巴细胞计数 0.76×10^9/L，单核细胞计数 0.05×10^9/L，红细胞计数 4.35×10^{12}/L，血红蛋白 136 g/L，血小板计数 141×10^9/L。真菌 D- 葡聚糖 10 pg/mL。C 反应蛋白 186.37 mg/L。痰细菌 + 真菌 + 嗜血杆菌培养无细菌及真菌生长。甲型 H7N9 流感病毒核酸检测阴性。腺病毒、副流感病毒、呼吸道合胞病毒均阴性。患者居住地疾病控制中心报告甲型 H1N1 流感病毒核酸检测阳性。

【影像学检查】

肺窗（图 14-1）：双肺上叶、中叶及下叶弥漫分布磨玻璃密度影，边缘模糊；左肺上叶尖后段及双肺下叶后肋胸膜下可见斑片状实变影，实变影内见空气支气管征。

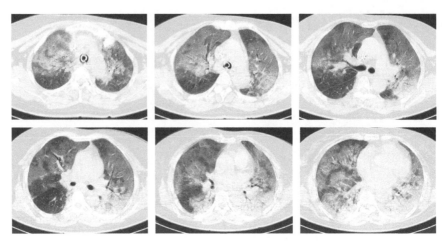

图 14-1 肺窗

【诊断】

甲型 H1N1 流感病毒肺炎。

【诊断要点】

（1）中年女性，发热、咳嗽、呼吸困难，白细胞计数降低，淋巴细胞计数降低。

（2）患者居住地疾病控制中心报告甲型 H1N1 流感病毒核酸检测阳性。

（3）双肺弥漫分布磨玻璃密度影，边缘模糊。

（4）双肺斑片状实变影，以后肋胸膜下分布为主。

（5）空气支气管征。

【鉴别诊断】

该患者肺部影像学检查所见尚需与以下疾病相鉴别。

（1）细菌性肺炎：一般表现为局限渗出性斑片实变影，病变形态比较单一，部分表现为结节或肿块，边缘模糊，化脓性病原菌感染时可出现病灶内的溶解坏死或空洞形成。细菌性炎症极少出现散在磨玻璃影表现。

（2）肺孢子菌肺炎：该病好发于免疫功能极度低下患者。影像表现为双肺透亮度减低，以双肺门为中心分布的磨玻璃密度影，病变进展时逐渐向外周肺野扩展，胸膜下不受累，形成"月弓征"；双肺上叶多发小囊腔样改变也是其特征性表现。病变进展时可至肺野边缘并伴局部实变影。

（3）新型冠状病毒感染：典型表现为两肺病变以胸膜下分布为主，双肺下叶多见。双肺多发斑片状磨玻璃密度影、实变影，磨玻璃密度影内出现细网格状影，呈"铺路石征"，也可以出现增粗血管影。进展期部分磨玻璃影可变为稀疏的实变影，与 H1N1 流感病毒肺炎进展时实变影多分布在肺野背侧明显不同，另外新型冠状病毒感染短期内影像变化极快，病变吸收较 H1N1 效果明显，肺内残留病变少。

病例分析

甲型 H1N1 流感病毒属于正黏病毒科，为甲型流感病毒属，为猪流感、禽流感和人流感 3 种流感病毒基因重组后产生的一种新病毒。该病毒主要侵犯气管、支气管及肺泡上皮细胞，造成广泛的肺泡损伤、肺泡上皮炎性充血水肿、肺泡内出血，病变逐渐进展，肺泡腔被纤维蛋白渗出物充填。影像上表现为早期肺泡壁炎性水肿所致的磨玻璃密度影，病变进展期逐渐表现为肺泡被渗出物充填后的小叶性、亚段性、段性，甚至大叶性肺实变的影像表现。重症病例可形成肺纤维化改变。

笔记

关春爽教授病例点评

　　甲型 H1N1 流感病毒肺炎是流感病毒引起的广泛肺泡损伤的疾病。早期表现为散在分布的间质性肺炎，影像表现为磨玻璃密度影及磨玻璃背景下的"铺路石征"，以肺外周带和下叶分布多见，早期影像与 SARS、禽流感病毒肺炎及新型冠状病毒感染鉴别困难，但新型冠状病毒感染磨玻璃影于胸膜下区域更多见，早期类圆形磨玻璃影更常见。病变的进展期甲型 H1N1、SARS 及禽流感病毒肺炎多表现为肺野背侧实变多见，腹侧肺野实变相对少见。新型冠状病毒感染病程 6 个月以内吸收较好，残余磨玻璃影及纤维索条影相对较少。肺孢子菌肺炎早期发病于肺门周围、细菌性肺炎以实变为主要表现，与甲型 H1N1 流感病毒肺炎影像鉴别相对容易。最终诊断需要血清学及病原学证据。

【参考文献】

1. 李宏军．实用传染病影像学．北京：人民卫生出版社，2014：37-76.

2. 陆普选，周伯平．新发传染病临床影像诊断．北京：人民卫生出版社，2016：57-76.

3. 杜鹃，范学杰，陈红梅，等．甲流 H1N1 流感病毒性肺炎临床特征及 CT 影像学表现分析．中华肺部疾病杂志（电子版），2019，12（3）：296-300.

4. GUAN C S, LV Z B, LI J J, et al. CT appearances, patterns of progression, and follow-up of COVID-19: evaluation on thin-section CT. Insights Imaging, 2021, 12（1）：73.

5. GUAN C S, WEI L G, XIE R M, et al. CT findings of COVID-19 in follow-up: comparison between progression and recovery. Diagn Interv Radiol, 2020, 26（4）：301-307.

（谢汝明　关春爽　整理）

病例 15 乙型流感病毒肺炎

病历摘要

【基本信息】

患者，女性，61 岁。主诉：发热、咳嗽 2 天。

现病史：患者 2 天前出现发热，伴咳嗽、咳痰，咳白色黏痰，体温最高 39.3 ℃，咽拭子提示流感病毒核酸（乙型），流感病毒核酸（B 型）阳性。

【辅助检查】

白细胞计数 14.97×10⁹/L，中性粒细胞百分比 87.70%，中性粒细胞计数 13.13×10⁹/L，淋巴细胞计数 1.31×10⁹/L，单核细胞计数 0.50×10⁹/L，红细胞计数 3.46×10¹²/L，血红蛋白 112 g/L，血小板计数 119×10⁹/L。C 反应蛋白 189.9 mg/L。降钙素原 25.38 ng/mL。T 淋巴细胞 / 淋巴细胞 66.85%，T 淋巴细胞 1178 个 /μL，CD8⁺ T 淋巴细胞 / 淋巴细胞 30.23%，CD8⁺ T 淋巴细胞 532 个 /μL，CD4⁺ T 淋巴细胞 474 个 /μL。血气分析：$PaCO_2$ 4.61 kPa，PaO_2 6.20 kPa，钾 3.09 mmol/L，氯 97.70 mmol/L，血氧饱和度 89%，提示 I 型呼吸衰竭。

【影像学检查】

（1）肺窗（图 15-1）：双肺上叶、右肺中叶及双肺下叶散在分布大小不等斑片状实变影及磨玻璃密度影，磨玻璃病灶内网格影，呈"铺路石征"，部分实变影内可见空气支气管征。左主支气管内可见痰栓。

（2）纵隔窗（图 15-2）：分别对应图 15-1B、图 15-1C 肺窗，肺内病变为实变影伴空气支气管征，纵隔未见增大淋巴结。

笔记

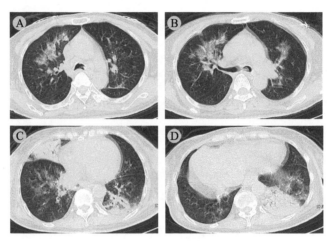

图 15-1　肺窗

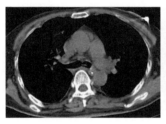
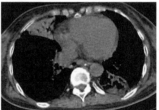

图 15-2　纵隔窗

【诊断】

乙型流感病毒肺炎。

【诊断要点】

（1）中老年女性，高热，发病时期正处于流行性感冒高发季节，感染指标明显增高，发病早期提示存在Ⅰ型呼吸衰竭。

（2）双肺病变多叶多段分布。

（3）多发实变影、空气支气管征。

（4）磨玻璃密度影、"铺路石征"。

【鉴别诊断】

该患者肺部影像学检查所见尚需与以下疾病相鉴别。

（1）肺炎支原体肺炎：临床症状常较轻，实验室检查支原体IgM

可呈阳性，属于间质性肺炎，典型影像表现为病变常累及多个叶段，以沿支气管分布为主，"树芽征"及腺泡结节多见，累及小气道时，表现为气道壁弥漫较均匀增厚，可以出现"树雾征"，即围绕、深入肺实质病灶与血管之间及周围磨玻璃密度影，如同大树周围的雾一样。肺内病灶常表现为此起彼伏的特点。

（2）甲型流感病毒肺炎：临床流行性感冒症状明显，典型影像表现为以双肺支气管血管束分布为主，主要表现为磨玻璃密度影及磨玻璃背景下的"铺路石征"，病变分布有一定特征，胸膜下及双肺下叶多见，病变侵及肺泡上皮细胞时，可造成广泛的肺泡损伤，表现为小叶性、亚段或段性，甚至大叶性肺实变，重症病例可形成肺纤维化改变。

（3）细菌性肺炎：实验室炎症指标常明显增高，影像表现较局限、病灶形态较单一，多表现为斑片状实变影，边缘模糊，其内伴空气支气管征，部分为结节或肿块，化脓性病原菌感染时可出现病灶内的溶解坏死或空洞形成，病灶边缘模糊，网格影少见。

病例分析

流行性感冒是流行性感冒病毒引起的一种急性呼吸系统传染病，根据病毒核蛋白及基质蛋白的抗原性不同可分为甲型、乙型和丙型3种，其中较常见的为甲型（H1N1、H7N9、H3N2）及乙型。甲型流行性感冒病毒突变率较高，易感染人类，乙型流行性感冒病毒相对稳定，也可引起小范围暴发。发热、咳嗽是流感病毒肺炎患者最常见的临床症状，其次为气短、肌肉酸痛，咯血和胸痛为少见的临床表现。乙型流感病毒肺炎的影像学表现为磨玻璃密度影伴细小网格及小叶中心结节，重症患者可出现肺泡损伤，表现为大片状实变影。

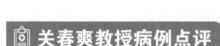

关春爽教授病例点评

中老年女性患者，平素健康状况较差，发病时间为流行性感冒高发季节，临床表现为高热，伴咳嗽、咳痰的症状，早期即有呼吸困难，实验室检查提示有Ⅰ型呼吸衰竭，肺部CT显示双肺散在多发磨玻璃密度影伴细小网格影、实变影，病灶边界模糊，考虑感染性病变。磨玻璃病灶中细小网格的病理基础为小叶内间隔增厚，提示肺间质损伤，进一步诊断为肺间质性炎症。肺部有散在斑片实变影，提示同时合并肺泡损伤，与以肺泡损伤为主的细菌性肺炎不同。患者临床症状重、呼吸衰竭，肺内无"树雾征""树芽征"及腺泡结节等影像征象，无明显气道壁病变，不支持肺炎支原体肺炎。本病与甲型流感病毒肺炎鉴别困难，病变分布有一定提示意义，诊断时要结合流行病学史、临床症状、实验室检查及感染指标，最终确定诊断需要病原学依据。

【参考文献】

1. JAIN S, SELF W H, WUNDERINK R G, et al. Community-acquired pneumonia requiring hospitalization among U. S. Adults. N Engl J Med, 2015, 373（5）：415-427.

2. KOO H J, LIM S, CHOE J, et al. Radiographic and CT features of viral pneumonia. Radiographics, 2018, 38（3）：719–739

3. KLOTH C, FORLER S, GATIDIS S, et al. Comparison of chest-CT findings of influenza virus-associated pneumonia in immunocompetent vs. immunocompromised patients. Eur J Radiol, 2015, 84（6）：1177-1183.

4. POLETTI J, BACH M, YANG S, et al. Automated lung vessel segmentation reveals blood vessel volume redistribution in viral pneumonia. Eur J Radiol, 2022, 150：110259.

笔记

（杜艳妮　关春爽　整理）

病例 16 新型冠状病毒感染

病历摘要

【基本信息】

患者，男性，40 岁。主诉：嗅觉丧失、味觉减退 7 天，咳嗽、乏力 5 天。

现病史：患者 7 天前出现嗅觉丧失、味觉减退，5 天前出现乏力、咳嗽，偶有白痰，无发热。

流行病学史：与新型冠状病毒感染确诊患者密切接触。

【辅助检查】

白细胞计数 5.79×10^9/L，中性粒细胞百分比 46.5%，中性粒细胞计数 2.7×10^9/L，淋巴细胞计数 2.03×10^9/L，单核细胞计数 0.71×10^9/L，红细胞计数 4.08×10^{12}/L，血红蛋白 139 g/L，血小板计数 379×10^9/L，乳酸脱氢酶 315.8 U/L，C 反应蛋白 31.3 mg/L。新型冠状病毒咽拭子阳性。

【影像学检查】

肺窗（图 16-1）：双肺病变多叶多段分布，以胸膜下分布为主；双肺斑片状磨玻璃密度影，少量实变影及索条影，磨玻璃密度影内见细网格影，呈"铺路石征"，实变内见空气支气管征，邻近胸膜增厚。

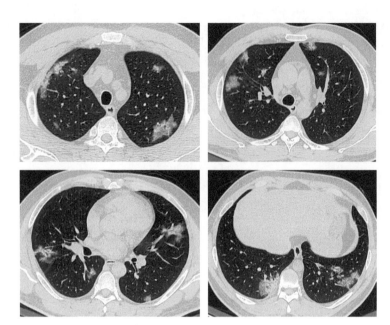

图 16-1　肺窗

【诊断】

新型冠状病毒感染。

【诊断要点】

（1）患者嗅觉及味觉减退，咳嗽、乏力，有新型冠状病毒感染确诊患者接触史。

（2）新型冠状病毒咽拭子阳性。

（3）双肺病变多叶多段分布，以胸膜下分布为主。

（4）双肺斑片状磨玻璃密度影。

（5）"铺路石征"。

（6）实变影及索条影。

【鉴别诊断】

该患者肺部影像学检查所见尚需与以下疾病相鉴别。

（1）流感病毒肺炎：临床表现为起病急，高热、干咳、肌肉酸痛、寒战、头疼及结膜炎。典型影像表现为网织结节影、斑片状实变影，局部炎症有融合趋势，继发感染比较常见，特别是老年人和患有心肺疾病的患者，表现为支气管肺炎，包括单侧或双侧斑片状实变影，呈肺小叶性、亚段或段性分布。

（2）肺炎支原体肺炎：通常有低热、头痛、刺激性干咳。典型影像表现为单侧或双侧小叶性或段性实变影及磨玻璃密度影、网格影，小叶中心分布结节，支气管血管束增粗，还可以出现胸腔积液。

（3）隐源性机化性肺炎：患者可出现咳嗽和渐进性呼吸困难，持续时间较短（平均小于 3 个月），还可以出现间歇性发热。典型影像表现为双肺斑片状实变影，分布在胸膜下或支气管血管束周围，实变影具有迁移性。肺小叶周边出现弓形或多边形线状致密影，边界模糊。磨玻璃密度影周边出现新月形或环形病灶呈"环礁征"或"反晕征"。磨玻璃密度影与实变影共存，小结节常与实变影共存。

📋 病例分析

2019 年底以来，由严重急性呼吸系统综合征相关冠状病毒 2 型（severe acute respiratory syndrome coronavirus 2，SARS-CoV-2）引起的急性呼吸道传染病在全球范围内广泛流行。世界卫生组织于 2020 年 3 月 11 日将疫情定义为大流行病。SARS-CoV-2 属于 β 属冠状病毒，有包膜，颗粒呈圆形或椭圆形，直径 60 ～ 140 nm，具有 5 个必需基因，分别针对核蛋白、病毒包膜、基质蛋白和刺突蛋白 4 种结构蛋白，以及 RNA 依赖性的 RNA 聚合酶。刺突蛋白通过结合血管紧张素转化酶 2 进入细胞，主要引起弥漫性肺泡损伤和渗出性肺泡炎。早期和较轻病变区见肺泡腔内浆液、纤维蛋白渗出及透明膜形成，炎细胞以单核细胞和淋巴细胞为主；肺泡间隔毛细血管充血。随着病变进展,大量单核细胞/巨噬细胞和纤维蛋白充满肺泡腔;Ⅱ型肺泡上皮细胞增生、部分细胞脱落,可见多核巨细胞,偶见红染包涵体,易见肺血管炎、血栓形成(混合血栓、透明血栓),也可见血栓栓塞。肺内各级支气管黏膜部分上皮脱落,腔内可见渗出物和黏液。小支气管和细支气管易见黏液栓形成。肺组织易见灶性出血,可见出血性梗死、细菌和(或)真菌感染。部分肺泡过度充气、肺泡间隔断裂或囊腔形成。SARS-CoV-2 感染的临床表现主要为发热、干咳、乏力、嗅觉和味觉减退、鼻塞、流涕、咽痛、结膜炎、肌痛和腹泻等症状;典型影像表现为胸膜下分布的磨玻璃密度影、实变影及"铺路石征"等。

谢汝明教授病例点评

新型冠状病毒感染患者具有明确的新型冠状病毒接触流行病学史,临床出现干咳、乏力,嗅觉及味觉减退等症状。实验室指标中血常规没有异常,C反应蛋白明显增高,提示有肺内感染。患者有双肺斑片状磨玻璃密度影及实变影,以胸膜下分布为主,左肺下叶可见"铺路石征"的典型影像表现。诊断过程中需注意与流感病毒肺炎和肺炎支原体肺炎及隐源性机化性肺炎相鉴别。流感病毒肺炎患者无嗅觉、味觉减退的症状,具有流感病毒接触的流行病学史,肺内出现网织结节和实变,老年人和有心肺疾病的患者常出现继发感染。肺炎支原体肺炎患者有低热、刺激性干咳,肺内多为小叶或段性实变,小叶中心结节及支气管血管束增粗等。隐源性机化性肺炎为无明确病因的机化性肺炎,患者会出现咳嗽及渐进性呼吸困难,肺内病变具有迁移性,肺内有斑片状实变及磨玻璃密度影,可以出现"环礁征"，分布在胸膜下或支气管血管束周围。新型冠状病毒感染最终确诊需要实时荧光聚合酶链反应进行新型冠状病毒核酸检测及新型冠状病毒基因的检测结果。

【参考文献】

1. 世界卫生组织 . World Health Organization. https：//covid19. who. int/. 2022.10.26.

2. 国家卫生健康委员会，国家中医药管理局 . 新型冠状病毒感染诊疗方案（试行第九版）. 2022.10.26.

3. GUAN C S，LV Z B，LI J J，et al. CT appearances，patterns of progression，and follow-up of COVID-19：evaluation on thin-section CT. Insights Imaging，2021，12（1）：73.

4. TIRALONGO F，PALERMO M，DISTEFANO G，et al. Cryptogenic organizing pneumonia：evolution of morphological patterns assessed by HRCT. Diagnostics（Basel），2020，10（5）：262.

5. 穆勒，席尔瓦 . 胸部影像学 . 史景云，费苛，孙鹏飞，译 . 上海：上海科学技术出版社，2015：317-320.

（关春爽　陈七一　整理）

笔记

病例 17　麻疹病毒肺炎

病历摘要

【基本信息】

患者，女性，54 岁。主诉：间断发热 10 天，皮疹 7 天。

现病史：患者 10 天前出现间断发热，体温最高 39 ～ 40 ℃，伴咽痛、咳嗽、咳痰等症状，随后出现结膜红肿、畏光等症状，7 天前患者自耳后出现红色斑丘疹，皮疹瘙痒、脱屑、压之褪色，并依次向颜面、胸、躯干等部位蔓延，不伴关节肿痛等。自发病以来，患者食欲下降，腹泻。为进一步明确诊断，遂就诊于我院。

【辅助检查】

白细胞计数 2.69×10^9/L，中性粒细胞百分比 74.73%，淋巴细胞计数 0.47×10^9/L，淋巴细胞百分比 17.30%，血红蛋白 104 g/L，血小板计数 189×10^9/L。$CD4^+$ T 淋巴细胞 200 个 /μL。C 反应蛋白 16.5 mg/L，红细胞沉降率 26 mm/h，降钙素原 0.12 ng/mL。真菌 D- 葡聚糖 < 10 pg/mL。麻疹病毒 IgM 抗体阳性，自身抗体阴性。

【影像学检查】

肺窗（图 17-1）：双侧肺段支气管至细支气管管壁增厚，可见弥漫性小叶中心结节，散在磨玻璃密度微结节灶，左肺下叶局限性肺气肿。

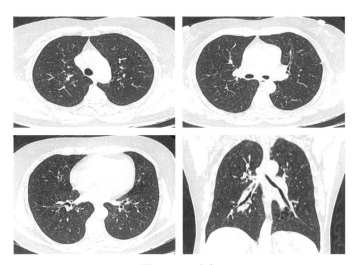

图 17-1　肺窗

【诊断】

麻疹病毒肺炎。

【诊断要点】

（1）临床表现为发热、咳嗽、结膜炎等，红色斑丘疹依次累及耳后 – 颜面 – 胸部 – 躯干。

（2）麻疹病毒 IgM 抗体阳性。

（3）双肺支气管管壁增厚。

（4）小叶中心结节，磨玻璃密度微结节灶。

（5）左肺下叶局限性肺气肿。

【鉴别诊断】

该患者肺部影像学检查所见尚需与以下疾病相鉴别。

（1）肺炎支原体肺炎：多见于儿童，临床表现为发热、刺激性干咳等。影像表现多样，通常下叶单侧受累，右肺下叶多见，可表现为大叶性、段性、小叶性实变，磨玻璃密度影，支气管扩张，肺不张；双肺受累可出现弥漫网格影、结节浸润影或间质性肺炎表现。

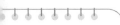

另外，可见胸腔积液，肺门及纵隔淋巴结肿大等肺外表现。

（2）血行播散性肺结核：临床上常有低热、盗汗等中毒症状，结核菌素试验或 γ - 干扰素释放试验阳性，典型 CT 表现为"三均匀"的粟粒病灶，即大小、密度、分布均匀，边界清晰，随机分布，与以小气道病变为主要表现的麻疹肺炎明显不同。

病例分析

麻疹病毒（measles virus）为单链、有包膜的 RNA 病毒，属于副黏液病毒科麻疹病毒属。人类是其唯一天然宿主。病毒经呼吸道飞沫或接触患者分泌物传播。潜伏期 10 ～ 14 天，前驱症状有发热、咳嗽、流涕等，随后出现斑丘样皮疹，传染期为出疹前后 4 ～ 5 天。一个感染者平均可以传染给 12 ～ 18 个人。麻疹病毒感染多见于 5 岁以下的幼儿及 20 岁以上成人，也见于营养不良、潜在的免疫缺陷、妊娠及维生素 A 缺乏等患者。

与麻疹病毒相关的肺炎包括两种类型：原发麻疹病毒肺炎 / 继发细菌性肺炎，不典型麻疹病毒肺炎。麻疹病毒感染者只有 3% ～ 4% 会发展为原发病毒性肺炎，大多数为继发细菌性肺炎，常见细菌包括肺炎双球菌、肺炎克雷伯菌、流感嗜血杆菌、脑膜炎奈瑟菌和金黄色葡萄球菌；不典型麻疹病毒肺炎多见于接种灭活麻疹疫苗的儿童，由再次暴露于麻疹病毒或减毒活疫苗强化接种时引发的机体免疫应答所致。

原发麻疹病毒肺炎的基本病理改变为支气管黏膜上皮增生和弥漫肺泡损伤，上皮增生与细支气管和支气管周围肺泡的多灶性鳞状上皮化生有关，也见于气管 - 支气管上皮细胞黏液腺的囊性扩张，肺泡腔、细支气管和气管 – 支气管上皮细胞可见多核巨细胞是特征性病理表现。

谢汝明教授病例点评

根据患者发热伴皮疹，典型的出疹顺序和部位即耳后 – 颜面 – 前胸部 – 躯干等临床表现，血清麻疹病毒 IgM 抗体阳性，麻疹诊断即可成立。而麻疹病毒肺炎是麻疹病毒感染患者重要的并发症，肺炎究竟是原发病毒所致还是继发细菌感染所致是鉴别诊断的难点，胸部 CT 表现也缺乏特异性，部分征象重叠。一般认为合并细菌性肺炎的征象包括在皮疹消退期出现高热、咳脓痰、白细胞计数升高，影像上出现下叶或多叶的浸润影为其特点。

【参考文献】

1. LENG J，YANG Z，WANG W. Diagnosis and prognostic analysis of mycoplasma pneumoniae pneumonia in children based on high-resolution computed tomography. Contrast Media Mol Imaging，2022，2022：1985531.

2. HUBSCHEN J M，GOUANDJIKA-VASILACHE I，DINA J. Measles. Lancet，2022，399（10325）：678-690.

3. SANTANA P，PLANARD G F，ZANETTI G，et al. Measles-associated pneumonia. Arch Bronconeumol，2020，56（7）：463-464.

4. KAKOULLIS L，SAMPSONAS F，GIANNOPOULOU E，et al. Measles-associated pneumonia and hepatitis during the measles outbreak of 2018. Int J Clin Pract，2020，74（2）：e13430.

5. FRANQUET T. Imaging of pulmonary viral pneumonia. Radiology，2011，260（1）：18-39.

（陈七一　关春爽　整理）

病例 18　百日咳肺炎

📋 病历摘要

【基本信息】

患儿，男性，出生 148 天。主诉：咳嗽 20 余天，喘息 2 周。

现病史：患儿 20 余天前无明确诱因出现咳嗽，起初单声咳，后次数渐多，有痰，咳嗽时有鸡鸣样尾音，伴有颜面潮红及口周发绀。

【辅助检查】

白细胞计数 13.93×10^9/L，中性粒细胞百分比 19.42%，淋巴细胞百分比 71.41%，血红蛋白 120 g/L，血小板计数 593×10^9/L。C 反应蛋白 0.3 mg/L，降钙素原 0.05 ng/mL，血清淀粉样蛋白 A 2.7 mg/L。心肌酶谱、肝肾功能、电解质大致正常。呼吸道合胞病毒、腺病毒、流感病毒 A/B 型、肺炎支原体、肺炎衣原体、嗜肺军团菌 IgM 抗体均阴性。聚合酶链式反应检出百日咳鲍特菌。

【影像学检查】

（1）肺窗（图 18-1）：双肺可见多发大小不等斑片状实变影，边缘模糊，其内可见空气支气管征，呈多叶多段分布。

（2）纵隔窗（图 18-2）：肺内实变影密度均匀，右侧胸腔少量积液。

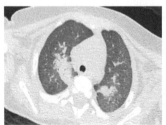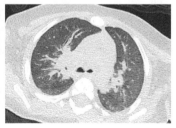

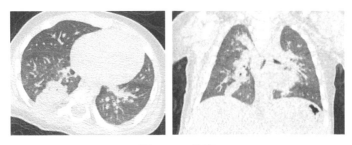

图 18-1　肺窗

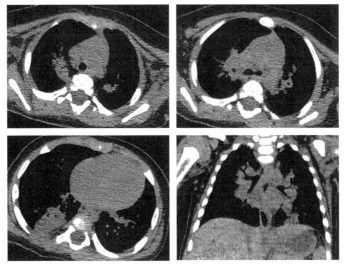

图 18-2　纵隔窗

【诊断】

百日咳肺炎。

【诊断要点】

（1）患儿 4 月龄以上，典型的临床表现包括无发热，咳嗽渐进性加重，伴鸡鸣样尾音。

（2）白细胞计数升高伴淋巴细胞百分比升高，聚合酶链式反应检出百日咳鲍特菌。

（3）双肺病变呈多叶多段分布。

（4）双肺斑片状实变影，密度均匀，其内空气支气管征。

（5）右侧胸腔少量积液。

【鉴别诊断】

该患儿肺部影像学检查所见尚需与以下疾病相鉴别。

（1）继发性肺结核：好发于上叶尖后段、下叶背段，表现为斑片影、结节、"树芽征"、索条影及钙化等，多形态表现为其特征，当病变发生干酪坏死时，可出现空洞，与百日咳肺炎表现为单一的渗出性实变不同。

（2）社区获得性肺炎：常见病原体为肺炎链球菌、B 型流感嗜血杆菌，以及引起重症肺炎的金黄色葡萄球菌、肺炎克雷伯菌，胸片上表现为累及一叶部分或全部、全肺的致密影或絮状影，线状或片状浸润影，局限性肺不张，与百日咳肺炎在影像上鉴别困难，需要影像与临床及实验室检查相结合，确诊需要找到病原学依据。

（3）吸入性肺炎：患儿有异物吸入史，表现为反复发生的肺炎或胸部 X 线提示急性肺炎伴受累区域肺容积减小；胸部 CT 表现为近地侧的浸润影，如下叶的上部、上叶的背部（仰卧位吸入时）或下叶基底部（直立位吸入时），结合病史，提示吸入性肺炎的可能。

病例分析

百日咳是由鲍特菌属（bordetella）百日咳鲍特菌引起的急性呼吸道传染病。百日咳鲍特菌为革兰氏阴性短小球杆菌，对一般理化因素的抵抗力较弱，一般消毒剂、紫外线照射可将其杀灭。人是百日咳鲍特菌的唯一感染宿主，任何年龄的人都可以感染百日咳。家庭接触者和成人百日咳患者是百日咳的主要传染源。主要通过飞沫传播。人群普遍易感，在未实施疫苗接种前主要发生在 5 岁以下儿童，尤其是 1 岁以下婴幼儿。

百日咳潜伏期为 7 ～ 14 天，一般病程长达数周，可分为 3 期：前驱期（卡他期）、痉咳期和恢复期。现有诊断标准根据儿童年龄分为 3 个年龄段，包括临床诊断标准和实验室诊断标准。其中，临床诊断标准如下。① 0 ～ 3 月龄：无发热或低热，出现频率和严重度均进行性增加的咳嗽，加上鸡鸣样回声、呼吸暂停或咳嗽后呕吐、发绀、抽搐、肺炎、密切接触长期无热咳嗽的患者（多为家庭成员）中的 1 项即可诊断；也可不出现咳嗽，仅表现为阵发性呼吸暂停、发绀和抽搐。② 4 月龄～ 9 岁：无热、低热，阵发性咳嗽≥ 7 天，非脓性鼻炎加上鸡鸣样回声、咳嗽后呕吐、呼吸暂停、抽搐、肺炎、症状夜间加重、密切接触长期无热咳嗽的患者（多为家庭成员）中的 1 项即可诊断。③≥ 10 岁：阵发性干咳≥ 2 周，非脓性鼻炎，无热加上鸡鸣样回声、呼吸暂停、发作间期阵发性多汗、咳嗽后呕吐、症状夜间加重中的 1 项即可诊断。

肺炎是百日咳痉咳期重要的并发症，婴幼儿病死率高。百日咳合并肺炎还常合并其他病原体感染，如流感病毒、呼吸道合胞病毒、肺炎支原体等，主要机制为百日咳毒素通过作用于肺泡巨噬细胞，影响趋化因子和细胞因子通路等，抑制人体先天免疫应答。

📋 谢汝明教授病例点评

患儿 4 月龄以上，咳嗽伴鸡鸣样回声，临床诊断百日咳不难，胸部 CT 提示双肺多发斑片状实变，可见空气支气管征，影像上有时与社区获得性肺炎鉴别困难，但诊断为感染性疾病并不困难。该患者无明确异物吸入史，仅右肺下叶病变位于肺背侧，其他肺叶病变均不符合重力分布的特点。另外，未见受累区域容积减小，可排除吸入性肺炎。百日咳肺炎的确诊需要实验室检查获得病原学依据。

【参考文献】

1. DECKER M D，EDWARDS K M. Pertussis. J Infect Dis，2021，224（12 Suppl 2）：S310-S320.

2. 中华医学会儿科学分会感染学组，《中华儿科杂志》编辑委员会 . 中国儿童百日咳诊断及治疗建议 . 中华儿科杂志，2017，55（8）：568-572.

3. SANIVARAPU R R，GIBSON J. Aspiration pneumonia. Treasure Island（FL）：StatPearls Publishing，2023：1-8.

4. SADIASA A，SAITO-OBATA M，DAPAT C. Bordetella pertussis infection in children with severe pneumonia，Philippines，2012-2015. Vaccine，2017，35（7）：993-996.

5. LE ROUX D M，ZAR H J. Community-acquired pneumonia in children-a changing spectrum of disease. Pediatr Radiol，2017，47（11）：1392-1398.

（陈七一　关春爽　整理）

病例 19　肺炎支原体肺炎

病历摘要

【基本信息】

患儿，女性，7 岁。主诉：间断发热 11 天，伴咳嗽、腹泻 9 天。

现病史：患儿 11 天前出现发热，体温最高 41 ℃，伴寒战。9 天前出现咽痛、咳嗽、无痰、腹痛、腹泻，水样便，1 次/天，5 天前出现双耳疼痛。3 天前就诊于外院，查便常规示便隐血阳性，稀便，轮状病毒鉴定阴性。

既往史及个人史：平素体健，近 4 年长期游泳，2 年前曾诊断为中耳炎。有蚊虫叮咬史。

查体：急性病容，双侧乳突区压痛阳性，右耳流黄色液体；双侧颈部可触及多发肿大淋巴结；咽部充血，双侧扁桃体 Ⅱ 度肿大，未见脓性分泌物。

【辅助检查】

白细胞计数 9.43×10^9/L，中性粒细胞百分比 78.0%，红细胞计数 4.06×10^{12}/L，血红蛋白 114 g/L，血小板计数 220×10^9/L。C 反应蛋白 76.5 mg/L。乳酸脱氢酶 906.8 U/L。降钙素原 38.82 ng/mL。甲型、乙型流感病毒抗原阴性；痰涂片抗酸染色阴性。血清巨细胞病毒抗体检测阴性。距离发病 18 天血清肺炎支原体抗体（滴度 1 ∶ 2560），稀释后最终滴度 1 ∶ 10 485 760。耳部分泌物肺炎支原体核酸 4.21×10^3 copies/mL。

【影像学检查】

（1）肺窗（图 19-1）：左肺下叶大片状实变影，边缘模糊，其内伴空气支气管征，右肺下叶斑片状实变影，并见腺泡结节、"树芽征"，支气管管壁增厚。

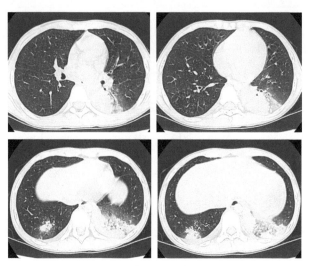

图 19-1　肺窗

（2）纵隔窗（图 19-2）：纵隔 8 区淋巴结略增大，双侧少量胸腔积液。

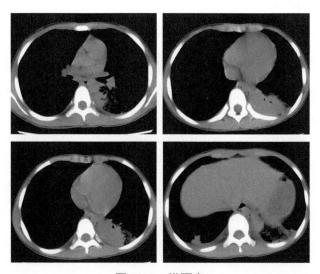

图 19-2　纵隔窗

【诊断】

肺炎支原体肺炎。

【诊断要点】

（1）儿童，亚急性起病，病史短，有高热、咳嗽和腹痛、腹泻、双耳疼痛等肺外症状。

（2）白细胞计数不高，C反应蛋白高，肺炎支原体抗体滴度阳性。

（3）双肺下叶病变，以实变为主。

（4）实变影周围磨玻璃密度影，伴有腺泡结节。

（5）病灶沿支气管分布为主，伴有支气管壁增厚和支气管周围炎，典型"树雾征"。

【鉴别诊断】

该患儿肺部影像学检查所见尚需与以下疾病相鉴别。

（1）肺炎链球菌肺炎：肺炎链球菌是儿童肺炎最常见的细菌性病原体，肺炎链球菌肺炎临床上一般为急性起病，发热，呼吸窘迫呈中到重度，白细胞总数及中性粒细胞比例升高。该病典型影像表现为双肺下叶实变多见，或单一的肺叶或段性实变，伴"空气支气管征"，"树芽征"及小叶中心结节少见，可伴胸腔积液，纵隔及肺门淋巴结肿大。在影像上与肺炎支原体肺炎鉴别困难，要结合临床及实验室检查进行鉴别。

（2）肺结核：临床亚急性或慢性起病，有低热、盗汗等中毒症状。儿童常表现为原发性肺结核，影像表现为肺内原发病灶及胸内淋巴结肿大，或单纯胸内淋巴结肿大。继发性肺结核常发生于上叶尖后段、下叶背段，呈斑片、结节影，"树芽征"多见，罕见"树雾征"，可伴钙化。

（3）病毒性肺炎：临床一般急性起病，症状较重，具有明确的流行病学史，高热、白细胞计数不高或降低。病毒性肺炎一般是排除性诊断，影像表现多样，肺部改变以间质为主，可以表现为双肺弥漫分布的磨玻璃密度影，以支气管血管束周围分布为主，伴小叶间隔增厚，合并或不合并局灶性或多灶性肺实变，可见边界不清的小叶中心结节，支气管与细支气管管壁增厚，胸腔积液及增大淋巴结少见。

病例分析

肺炎支原体（mycoplasma pneumoniae，MP）是一种细胞内病原体，可引起儿童呼吸道疾病和肺外疾病，是小儿常见的社区获得性肺炎的类型之一，多发于学龄期儿童及青少年。支原体没有细胞壁，仅有三层结构的细胞膜，MP通过其一端细胞器内的P1黏附蛋白与呼吸道纤毛上皮的糖蛋白受体结合，随后纤毛运动减弱、停滞，病原体导致浅层黏膜广泛损伤，MP主要侵犯细支气管，引起细支气管炎。炎症过程由支气管 – 细支气管开始，沿支气管血管束发展，最后到达肺泡引起渗出。儿童以中下肺分布为主，成人病变随机分布，以沿支气管血管束分布为主。典型影像表现为支气管壁增厚和支气管周围炎，可见腺泡结节、"树芽征""树雾征"，随着病情进展，可见结节融合、肺内出现伴有"支气管充气征"的大片状实变、磨玻璃密度影，可伴有少量胸腔积液、心包积液；7%～30%的患儿出现肺门淋巴结肿大，大多数为单侧，纵隔淋巴结肿大多位于气管前、腔静脉后，此类型的淋巴结肿大在细菌性和病毒性肺炎中较为少见，可能对肺炎支原体肺炎的诊断有帮助。临床上肺外并发症多在病程7～14天出现，以耳痛、麻疹样或猩红热样皮疹多见，相关文献显示，循环系统、消化系统受损害最为多见，分别占11.11%、10.68%；其他受损害系统分别为血液系统（8.12%）、皮肤（5.56%）、泌尿系

笔记

统（1.17%）、神经系统（2.14%）等。2个或2个以上的脏器同时受累者占4.7%。明确诊断肺炎支原体肺炎需要病原学依据。

关春爽教授病例点评

患儿临床表现为高热、咳嗽和腹痛、腹泻、双耳疼痛等肺外症状，实验室检查显示白细胞计数不高，C反应蛋白增高，甲型、乙型流感病毒抗原阴性。影像表现为支气管壁增厚、小叶中心结节、大片实变影、结节状或斑片状气腔实变影、磨玻璃样密度影，边缘模糊，典型"树雾征"。肺炎支原体肺炎影像诊断需要结合患者年龄、病程及临床表现，单靠影像学征象很难将 MP 与其他病原所致的肺炎相区别，但可为临床提供影像学的可能诊断依据。

【参考文献】

1. 王全，蒋健飞，赵德育. 肺炎支原体肺炎发生肺外并发症的危险因素. 中华实用儿科临床杂志，2013，28（10）：749-751.

2. 温顺航，张海邻，李昌崇. 儿童肺炎支原体肺炎的影像学表现. 中华实用儿科临床杂志，2016，31（16）：1272-1274.

3. 张苗，黄世廷，王涛，等. 儿童肺炎支原体肺炎的高分辨率 CT 特点. 中国中西医结合影像学杂志，2022，20（2）：181-183.

4. LENG J，YANG Z，WANG W. Diagnosis and prognostic analysis of mycoplasma pneumoniae pneumonia in children based on high-resolution computed tomography. Contrast media & molecular imaging，2022，2022：1985531.

5. SHARMA L，LOSIER A，TOLBERT T，et al. Atypical pneumonia：updates on legionella，chlamydophila，and mycoplasma pneumonia. Clinics in chest medicine，2017，38（1）：45-58.

（薛明 关春爽 整理）

病例 20　肺鼠疫

📋 病历摘要

【基本信息】

患者，女性，46岁。主诉：高热、咳嗽1周，加重伴呼吸困难5天。

现病史：患者1周前发热，体温最高39 ℃，伴有寒战，同时合并咳嗽、咳白痰，痰中带有血丝，伴胸闷、憋气，全身乏力，肌肉酸痛，于外院就诊；5天前呼吸困难，喘憋明显，全身散在分布红色皮疹。疾病控制中心高通量基因测序提示鼠疫杆菌。

流行病学史：患者从事畜牧业（牛羊及禽类养殖），发病前曾接触肺鼠疫感染者。

【辅助检查】

白细胞计数 13.46×10^9/L，中性粒细胞百分比 73.44%，中性粒细胞计数 9.88×10^9/L，淋巴细胞计数 2.71×10^9/L，红细胞计数 3.22×10^{12}/L，血红蛋白 96 g/L，血小板计数 285×10^9/L；C反应蛋白 306.9 mg/L。肌酐 44 μmol/L。凝血酶原时间 12.80 s，凝血酶原活动度 79%，凝血酶原国际标准化比值 1.18，凝血酶时间 18.8 s，活化部分凝血活酶时间 31.90 s，纤维蛋白原 150 mg/dL。

【影像学检查】

（1）肺窗（图20-1）：双肺病变多叶多段分布，双肺大片状实变影，其内可见空气支气管征；双肺斑片状磨玻璃密度影。

（2）纵隔窗（图20-2）：左侧胸腔少量积液；纵隔无增大淋巴结。

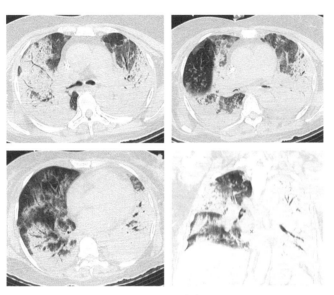

图 20-1 肺窗

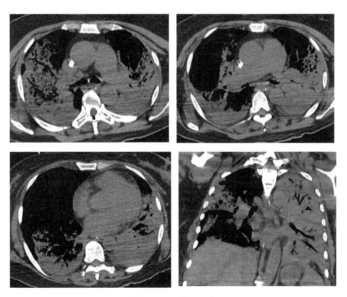

图 20-2 纵隔窗

【诊断】

肺鼠疫。

【诊断要点】

（1）患者发热、咳嗽、少许血性痰，伴呼吸困难；从事畜牧养殖业，曾接触肺鼠疫感染者。

（2）高通量基因测序提示鼠疫杆菌。

（3）双肺病变多叶多段分布。

（4）双肺大片状实变伴空气支气管征。

（5）双肺斑片状磨玻璃密度影。

（6）左侧胸腔积液。

【鉴别诊断】

该患者肺部影像学检查所见尚需与以下疾病相鉴别。

（1）大叶性肺炎：多见于青壮年，起病急，突然高热、寒战、咳嗽、胸痛、咳铁锈色痰。白细胞计数及中性粒细胞计数明显增高。典型影像表现为大片状实变，密度均匀，其内可见空气支气管征，边缘因邻近胸膜而清晰。

（2）病毒性肺炎：通常是排除性诊断，患者少痰，白细胞计数正常或仅轻度升高等。影像表现多样，可以出现斑片状磨玻璃密度影、实变影、"铺路石征"、小叶中心结节、"树芽征"，炎症有融合倾向；叶、段及亚段分布，部分以胸膜下分布为主。

（3）流行性出血热：起病急，伴发热、出血、咯血、高血压及肾脏损伤。临床出现颜面、颈部及上胸部潮红，关节、眼眶及腰疼痛，尿蛋白阳性和变性淋巴细胞达 70% 以上。影像表现为小叶、肺段及肺叶分布的磨玻璃密度影，肺泡出血部位可与肺内病变部位不一致。出血停止后，肺内出血 3 ～ 7 天可以完全吸收。

病例分析

鼠疫耶尔森菌（Yersinia pestis）是鼠疫的病原菌，属耶尔森菌属，呈 1 ～ 2 μm 两端钝圆短杆形，有荚膜，无鞭毛、无芽孢，革兰氏阴性菌，需氧兼性厌氧型，最适生长温度为 27 ～ 30 ℃。传染源为鼠疫染疫动物及鼠疫患者。传播途径包括鼠蚤叮咬、直接接触、呼吸道飞沫、实验室感染等。鼠疫耶尔森菌经破损皮肤、黏膜进入人体后，先沿淋巴管到达局部淋巴结，在其中繁殖，其在人体内会释放大量的内毒素，以及分泌一些酶，引起剧烈的出血坏死反应，即为腺鼠疫。鼠疫耶尔森菌及内毒素经淋巴系统进入血液循环，出现全身感染和严重的中毒症状。细菌经血液进入肺组织引起继发性肺鼠疫。肺鼠疫患者的飞沫传入他人体内，引发的鼠疫为原发性肺鼠疫。鼠疫潜伏期多为 1 ～ 6 天，原发性肺鼠疫潜伏期较短，为 1 ～ 4 天。鼠疫患者一般突然发病，体温高达 39 ～ 40 ℃，白细胞剧增，在未用抗菌药物或仅使用青霉素类抗菌药物情况下，可在 48 小时内进入休克或更严重的状态。鼠疫的确诊需要在淋巴结穿刺液、血液、痰液，咽部或眼分泌物，或尸体脏器、管状骨骺端骨髓标本中分离到鼠疫菌；鼠疫菌核酸检测阳性同时用免疫学方法检测鼠疫 F1 抗原阳性；急性期与恢复期双份血清 F1 抗体阳转，或鼠疫 F1 抗体滴度呈 4 倍及以上增高。治疗原则是早诊断、早报告、早隔离、早治疗。早期、联合、足量抗菌治疗是鼠疫成功救治的关键。同时，给予对症支持治疗、维持水电解质平衡、器官功能支持治疗。

🩺 谢汝明教授病例点评

　　患者从事畜牧业，有流行病学史，短时间内出现高热、咳嗽及呼吸困难，感染性指标均明显增高，胸部 CT 出现大片状实变及磨玻璃密度影，可能为肺部感染及肺内出血改变，并出现胸腔积液，没有出现明显淋巴结增大，因此诊断为肺鼠疫。肺鼠疫需要与大叶性肺炎、病毒性肺炎及流行性出血热相鉴别。大叶性肺炎多见于青壮年，咳铁锈色痰，而本例患者咳白色黏痰，带血丝。大叶性肺炎影像表现根据其充血期、红色肝样变期、灰色肝样变期及消散期病理表现不同而不同，典型表现为红色肝样变期及灰色肝样变期的大片状实变，密度不均匀，近叶间胸膜边缘清晰。病毒性肺炎患者少痰，白细胞计数正常或仅轻度升高等，肺内表现多样，可以表现为网织结节、斑片状磨玻璃密度影及实变影等。流行性出血热同样起病急，有发热、出血、咯血，出现颜面、颈部及上胸部潮红，关节痛、眼眶及腰疼痛。影像表现为小叶、肺段及肺叶分布的磨玻璃密度影，出血停止后，肺内出血 3 ～ 7 天可以完全吸收，患者同时有肾功能损伤。诊断肺鼠疫重要的是依据流行病学史和病原学的基因检测。

【参考文献】

1. 国家卫生健康委医政医管局 . 鼠疫医务人员培训手册（试用版），2019.

2. 中国疾病预防控制中心 . 鼠疫诊疗方案（试行），2018.

3. CAMPBELL S B，NELSON C A，HINCKLEY A F，et al. Animal exposure and human plague，United States，1970–2017. Emerg Infect Dis，2019，25（12）：2270-2273.

4. KOO H J，LIM S，CHOE J，et al. Radiographic and CT features of viral pneumonia. Radiographics，2018，38（3）：719-739.

5. 李宏军 . 实用传染病影像学 . 北京：人民卫生出版社，2014：594-608.

（关春爽　陈七一　整理）

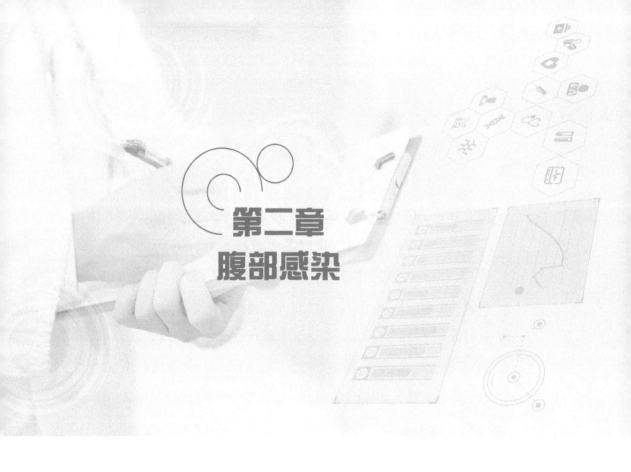

病例 21　艾滋病合并肝淋巴瘤

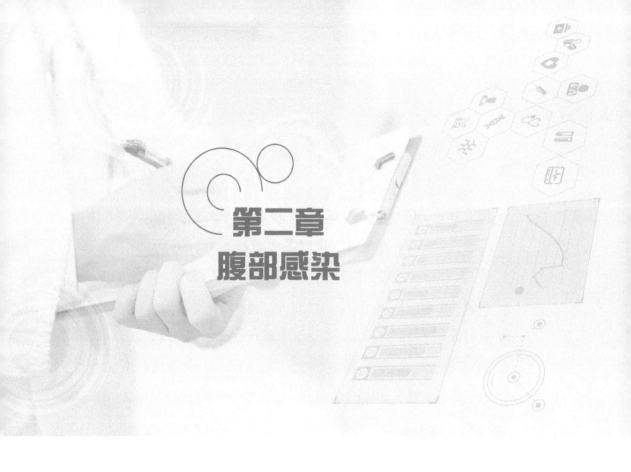

病历摘要

【基本信息】

患者，女性，38 岁。主诉：HIV 抗体阳性 15 年，腹痛 4 个月。

现病史：15 年前发现 HIV 抗体阳性，但未进行监测、检查及治疗。近 2 周以来中等程度发热，以夜间为主，伴畏寒、盗汗。肝区、脾区叩痛阳性，右下腹部轻度压痛，移动性浊音阴性。近期体重下降 6 kg。

【辅助检查】

白细胞计数 3.74×10^9/L，中性粒细胞百分比 71.80%，中性粒细胞计数 2.69×10^9/L，血红蛋白 98 g/L，血小板计数 308×10^9/L。C 反应蛋白 31.70 mg/L，降钙素原 0.22 ng/mL。丙氨酸氨基转移酶 73.5 U/L，门冬氨酸氨基转移酶 91.8 U/L，总胆红素 9.8 μmol/L，直接胆红素 5.3 μmol/L，白蛋白 26.5 g/L，白蛋白 / 球蛋白比值 0.5，乳酸脱氢酶 1179 U/L，γ- 谷氨酰基转移酶 350.9 U/L，碱性磷酸酶 696.30 U/L，真菌 D- 葡聚糖 32.97 pg/mL，EB 病毒抗体 IgM 阴性，HIV 病毒载量 1 004 057 copies/mL。CD4+ T 淋巴细胞 105 个 /μL，甲胎蛋白 1.60 ng/mL，癌胚抗原 1.9 ng/mL，CA19-9 42.8 U/mL，CA125 90 U/mL。乙肝五项全阴性，丙肝抗体阴性。

【影像学检查】

（1）CT 平扫（图 21-1）：肝右叶肿块，呈等及稍低密度，中心见不规则更低密度区，外侧见迂曲扩张胆管影。

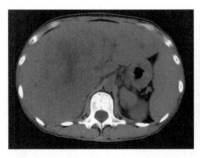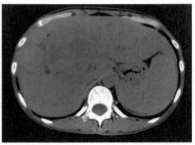

图 21-1　CT 平扫

（2）增强扫描动脉期（图 21-2）：肿块外周实性成分呈不均匀斑片状轻度强化，中心低密度区未见强化，边缘呈分叶状，邻近血管受压移位。肿块周围肝实质斑片状强化。

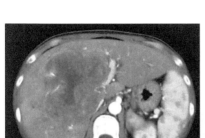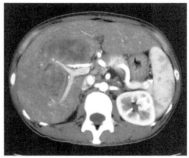

图 21-2　增强扫描动脉期

（3）增强扫描门静脉期、延迟期（图 21-3）：肿块外周实性成分强化较动脉期略增多，周围肝实质不均匀强化程度减轻，门静脉左支周围可见对称性线状低密度影，腹膜后多发肿大淋巴结。

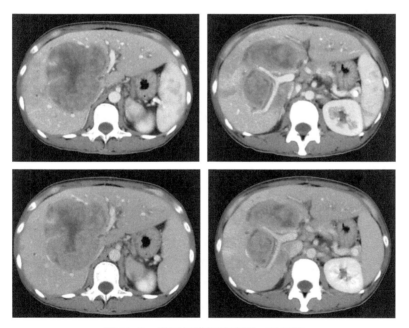

图 21-3　增强扫描门静脉期、延迟期

（4）冠状位（图 21-4）：显示病变与血管的关系，动脉及门静脉穿行于病灶的下缘，未见明显受侵。周围胆管可见扩张，可见腹膜后肿大淋巴结，未见腹腔积液。

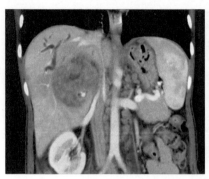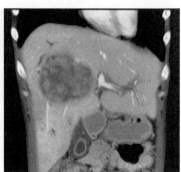

图 21-4　冠状位

【诊断】

肝淋巴瘤。

【诊断要点】

（1）中年女性，AIDS 诊断明确，免疫功能低下，$CD4^+$ T 淋巴细胞明显下降，发热伴腹痛，肝功能异常，乳酸脱氢酶升高。

（2）CT 表现：肝内肿块，呈分叶状，密度不均匀，中心见不规则更低密度区，增强扫描轻度强化，其内可见血管穿行，部分血管受压移位，远端胆管受压后扩张，后腹膜多发肿大淋巴结。

【鉴别诊断】

该患者腹部影像学检查所见尚需与以下疾病相鉴别。

（1）原发性肝细胞癌：肝细胞癌增强扫描呈"快进快出"强化方式，即动脉期明显强化，门静脉期及延迟期强化程度减低，延迟期可见包膜强化，可以与淋巴瘤相鉴别。若为乏血供肝癌，则不易鉴别。若患者有肝炎、肝硬化病史，门静脉或肝静脉受侵，有癌栓形成，甲胎蛋白升高时，可有一定的参考价值。

（2）肝内胆管细胞癌：好发于肝左叶，呈不规则低密度，邻近肝包膜凹陷，病变无包膜，增强早期周边轻度、不完全环形强化，延迟期为向心性强化，慢进慢出，边缘廓清，周围胆管可扩张，常有 CA19-9 升高。

（3）肝内转移瘤：有原发肿瘤史，多为肝内多发病灶，增强扫描典型征象为"牛眼征"及"靶征"，不会出现淋巴瘤的"血管漂浮征"。

病例分析

　　肝淋巴瘤包括原发性淋巴瘤和继发性淋巴瘤两种，占肝脏肿瘤的 6% ～ 8%。艾滋病相关性淋巴瘤（AIDS-related lymphoma，ARL）是免疫系统的恶性病变，其发生机制可能是 HIV 使得机体免疫力低下，免疫细胞突变或者致癌性病毒感染。AIDS 患者淋巴瘤发生率明显增加，是 HIV 感染者中最常见的艾滋病相关肿瘤。AIDS 患者发生非霍奇金淋巴瘤（non-hodgkin's lymphoma，NHL）的概率明显增加，其中伯基特淋巴瘤（Burkitt lymphoma，BL）为普通人的 15 倍，弥漫大 B 细胞淋巴瘤（diffuse large B cell lymphoma，DLBCL）为普通人的 9.6 倍。文献报道，CD4[+]T 细胞计数在 Burkitt 淋巴瘤中最高，一般都大于 200 个 /μL，其余非霍奇金淋巴瘤的 CD4[+]T 细胞计数常小于 100 个 /μL。可伴有血清转氨酶升高、乳酸脱氢酶升高。肝脏淋巴瘤在病理上和影像上均分为 3 型：孤立大结节型或肿块型（一般直径 ≥ 3 cm）、多发结节型、弥漫型。影像上前两型结节平扫边界多清晰，边缘可见分叶，较大病变内可见更低密度坏死或富水纤维成分。淋巴瘤细胞密集，乏血供，故增强扫描显示呈轻度强化或无强化，中心坏死无强化，纤维瘢痕则延迟强化，周围可出现异常灌注区，部分病灶可见周边环形强化。弥漫型则边界不清，肝脏肿大，密度减低，增强扫描呈斑片状轻度强化。肝淋巴瘤周围血管呈受压移位或穿行于肿瘤内，称为"血管漂浮征"，还可合并肝门区及腹膜后淋巴结肿大，或全身其他部位器官组织受侵或淋巴结肿大。

吕志彬教授病例点评

　　患者，女性，HIV 感染，CD4$^+$T 淋巴细胞明显降低，腹痛伴发热，CT 检查见肝内低密度团块，边缘分叶状，中心见更低密度区。增强扫描轻度强化，中心未见强化。因肝内淋巴组织多分布于汇管区及门静脉分支周围，故淋巴瘤常发生于该区域，并包绕门静脉及动脉，呈"血管漂浮征"。根据其影像特点及临床资料，可以做出初步诊断，确诊还需要依据病理学和免疫组化来确定，影像检查常用于临床分期。

【参考文献】

1. SHIELS M S, ENGELS E A. Evolving epidemiology of HIV-associated malignancies. Curr Opin HIV AIDS, 2017, 12（1）: 6-11.

2. 陈七一，徐云良，吕志彬，等 . 获得性免疫缺陷综合征相关淋巴瘤的影像与病理对照研究 . 中华实验和临床感染病杂志（电子版），2018，12（6）: 526-532.

3. JI Y, LU H. Malignancies in HIV-Infected and AIDS patients. Infectious Agents Associated Cancers: Epidemiology and Molecular Biology, 2017, 1018: 167-179.

4. 中华医学会感染病学分会艾滋病学组，中华医学会热带病和寄生虫学分会艾滋病学组 . AIDS 相关性淋巴瘤诊治专家共识 . 中国艾滋病性病，2017，23（8）: 678-682.

5. 卢亦波，农恒荣 . 艾滋病相关性肝脏淋巴瘤影像学研究新进展 . 新发传染病电子杂志，2017，2（1）: 53-55.

笔记

（魏连贵　吕志彬　整理）

病例 22　艾滋病合并肝卡波西肉瘤

病历摘要

【基本信息】

患者，男性，46岁。主诉：腹痛3天。

现病史：40余天前发现HIV抗体阳性，3天前出现肝区持续隐痛，程度中等，范围固定，略恶心，进食少。

【辅助检查】

白细胞计数 5.63×10^9/L，中性粒细胞百分比 85.31%，中性粒细胞计数 4.80×10^9/L，淋巴细胞计数 0.66×10^9/L，单核细胞计数 0.17×10^9/L，红细胞计数 3.49×10^{12}/L，血红蛋白 108 g/L，血小板计数 344×10^9/L。C反应蛋白 6.1 mg/L。降钙素原 0.25 ng/mL。红细胞沉降率 88 mm/h。门冬氨酸氨基转移酶 69.5 U/L，丙氨酸氨基转移酶 171.2 U/L，总胆红素 5 μmol/L，总蛋白 72.9 g/L，γ-谷氨酰基转移酶 725.1 U/L，碱性磷酸酶 677.8 U/L，$CD4^+$ T淋巴细胞 5个/μL。肺泡灌洗液墨汁染色阴性，抗酸染色阴性，涂片检查细菌阴性，真菌D-葡聚糖阴性。

超声检查显示肝内多发高低不等回声，部分融合，其内可见动静脉血流信号。

【影像学检查】

MRI扫描（图22-1）：肝右叶可见多发大小不等结节灶，T_1WI 呈低信号，T_2WI 呈高信号，DWI部分结节呈高信号，部分呈等信号，大部分结节位于门静脉周围，少部分位于肝包膜下。增强扫描

笔记

后，动脉期结节呈环形强化，门静脉期结节逐渐由周边向中心强化，延迟期呈等强化或高强化。

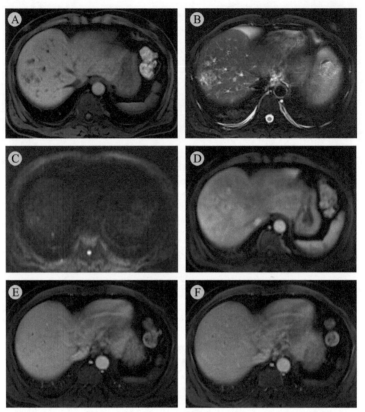

A.T₁WI；B.T₂WI；C.DWI；D.动脉期；E.门静脉期；F.延迟期。

图 22-1　MRI 扫描

【诊断】

肝卡波西肉瘤。

【诊断要点】

（1）青年男性，HIV 感染诊断明确，CD4⁺T 淋巴细胞 5 个 /μL，C 反应蛋白增高。

（2）超声检查提示肝内多发高回声及等回声结节。

（3）MRI 表现：肝内多发结节，大部分沿门静脉分布，少部分位于肝包膜下。

（4）动脉期结节环形强化，门静脉期至延迟期，结节减少，呈等强化或高强化。

【鉴别诊断】

该患者腹部影像学检查所见尚需与以下疾病相鉴别。

（1）肝转移瘤：有原发肿瘤病史，肝内多发结节。结节组织结构及血流动力学特点与原发肿瘤基本一致。CT平扫多发大小不等低密度结节灶或肿块，肿瘤内有出血或钙化，则呈高密度影。增强扫描后呈环形强化或结节样强化，可以表现为"牛眼征"或"靶征"。MRI平扫可见多发结节或肿块信号，T_1WI多数呈低信号，少数呈高信号，T_2WI呈高信号，瘤周出现水肿，肿瘤中心出现坏死或含水量增高时，增强扫描出现"靶征"。

（2）肝血管瘤：患者多无症状，常为偶然发现，可以单发或多发。超声检查表现为肿瘤呈高回声，少部分呈低回声。CT平扫呈低密度结节或肿块，增强扫描后呈"快进慢出"型强化方式，动脉期肿瘤边缘呈结节样强化，门静脉期至延迟期逐渐向中心强化，呈等强化或高强化。MRI平扫T_1WI呈低信号，T_2WI呈高信号，重T_2WI明显高信号，MRI增强扫描与CT增强扫描相似。

（3）肝脓肿：临床表现为肝区疼痛和叩击痛，高热、寒战，白细胞计数和中性粒细胞计数升高等急性感染表现，晚期出现黄疸。CT平扫可见肝实质内多发圆形或类圆形低密度病灶，中心呈低密度，少部分其内可见小气泡影。急性期脓肿壁外周可出现环状水肿带，边缘模糊。增强扫描脓肿壁呈环形强化，呈单环、双环或三环征。MRI平扫脓腔T_1WI呈均匀或不均匀低信号，T_2WI呈极高信号，增强扫描成环形强化。

病例分析

　　卡波西肉瘤是在 1872 年第一次被匈牙利皮肤科医生 Moritz Kaposi 描述的，是一种局灶或多中心的血管内皮异常增生性恶性肿瘤，常见于皮肤、口腔、消化道、淋巴结和肺、肝等。卡波西肉瘤分为经典型、地方型、医源型（免疫抑制型）及获得性免疫缺陷综合征相关型四种类型。卡波西肉瘤在普通人群中的发病率约为 1/100 000，而在 HIV 感染者中约为 1/20。卡波西肉瘤是自 AIDS 出现以来第一个以 AIDS 定义的恶性肿瘤，是 AIDS 第二常见肿瘤。有 34% 卡波西肉瘤尸检病例中有肝卡波西肉瘤，它通常出现在门静脉分支血管周围区域，由多个结节组成，表现为弥漫性大液泡脂肪变性，结节周围组织具有小血管结构。超声显示肝脏肿大，伴门静脉周围高回声结节、门静脉周围充血、实质浸润。典型影像表现为门静脉周围多发结节灶，呈低密度，或 T_1WI 低信号、T_2WI 高信号，DWI 呈高信号或等信号，增强扫描动脉期呈环形强化，门静脉期至延迟期，病灶减少、减小，呈等强化、低强化或高强化。

吕志彬教授病例点评

　　患者，男性，HIV 感染，免疫功能低下，$CD4^+T$ 淋巴细胞 5 个 /μL，超声检查肝内为高低不等回声，部分融合，其内见动静脉血流信号。MRI 示肝卡波西肉瘤典型表现，肝内多发沿门静脉分布的结节，T_1WI 呈低信号，T_2WI 呈高信号，DWI 部分结节呈高信号，增强扫描动脉期，结节呈环形强化，门静脉期，结节逐渐由周边向中心强化，延迟期呈等强化或高强化，病灶减少、减小，故诊断为肝卡波西肉瘤。患者影像学的表现还需要与肝转移瘤、肝血管瘤及肝脓肿鉴别。肝转移瘤多有肿瘤病史，虽然转移瘤影像表现与原发肿瘤一致，但常见的典型表现为环形强化、"牛眼征"，延迟期病灶不会减少，可以呈低强化或高强化。肝血管瘤动脉期边缘呈结节样强化，呈环形强化不多见，门静脉期至延迟期逐渐向中心强化，至高强化。肝脓肿多有明显的临床症状，如高热、肝区疼痛、感染性指标升高，而肝卡波西肉瘤临床症状较少，多为偶然发现，根据脓肿壁的病理组织不同，可以出现单环、双环或三环征表现，不会出现由周边向中心逐渐强化的表现。

【参考文献】

1. RESTREPO C S, MARTINEZ S, LEMOS J A, et al. Imaging manifestations of Kaposi sarcoma. Radiographics, 2006, 26（4）: 1169–1185.

2. JAVADI S, MENIAS C O, KARBASIAN N, et al. HIV-related malignancies and mimics: imaging findings and management. Radiographics, 2018, 38（7）: 2051-2068.

3. THAMPY R, ELSAYES K M, MENIAS C O, et al. Imaging features of rare mesenychmal liver tumours: beyond haemangiomas. Br J Radiol, 2017, 90（1079）: 20170373.

4. 金征宇 . 医学影像学 . 北京：人民卫生出版社，2005：364-369.

（关春爽　吕志彬　整理）

笔记

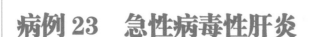
病例 23　急性病毒性肝炎

病历摘要

【基本信息】

患者，男性，28 岁。主诉：间断眼黄、身黄 2 个月。

现病史：患者 2 个月前无明显原因出现眼黄、皮肤黄染，伴乏力、腹胀、食欲不振，小便颜色黄，大便颜色黄伴稀便，体重下降 10 kg，就诊于当地医院，经检查后诊断为"急性乙型病毒性肝炎"，给予保肝治疗后病情缓解，20 天前因劳累后上次症状再次出现。

【辅助检查】

丙氨酸氨基转移酶 739.8 U/L，天门冬氨酸氨基转移酶 1083.1 U/L，血清总胆红素 335.2 μmol/L，血清直接胆红素 304.2 μmol/L，总蛋白 59.5 g/L，白蛋白 36.6 g/L，球蛋白 22.9 g/L，白蛋白 / 球蛋白 1.6，胆碱酯酶 5068 U/L，乙肝表面抗原 0.27 IU/mL，乙肝表面抗体 0，乙肝 e 抗原 0.44 S/CO，乙肝 e 抗体 0.21 S/CO，乙肝核心抗体 8.46 S/CO。

【影像学检查】

（1）MRI 平扫（图 23-1）：肝脏实质 T_2WI 信号弥漫增高，门静脉周围"轨道样"高信号环，胆囊壁水肿、增厚，肝脏、脾脏周围少量积液。肝脏 DWI（b 值 800）信号弥漫增高。肝门区及腹膜后可见淋巴结增大。

笔记

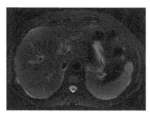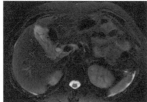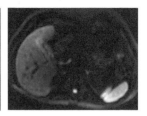

图 23-1　MRI 平扫

（2）MRI 增强扫描（图 23-2）：动脉期肝脏外周带多发斑片状强化，门静脉周围间隙增宽。

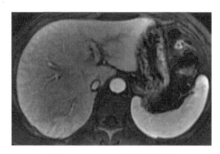

图 23-2　MRI 增强扫描

（3）CT 增强扫描（图 23-3）：动脉期肝内多发斑片状强化灶，胆囊壁水肿增厚，内膜明显强化。

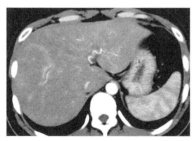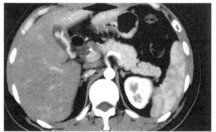

图 23-3　CT 增强扫描

【诊断】

急性病毒性肝炎。

【诊断要点】

（1）MRI T_2WI 肝脏实质信号增高。

（2）MRI T_2WI 肝脏门静脉周围积液，呈"轨道征"。

（3）胆囊壁水肿、增厚，腹腔积液，肝门区及腹膜后增大淋巴结。

（4）增强扫描动脉期肝脏外周带斑片样强化。

【鉴别诊断】

该患者腹部影像学检查所见尚需与以下疾病相鉴别。

（1）肝窦阻塞综合征（hepatic sinusoidal obstruction syndrome，HSOS）：典型影像表现为肝脏弥漫性肿大，MRI 表现为 T_2WI 肝实质信号不均匀增高，增强扫描动脉期肝脏外周带可见斑片样强化，门静脉期和延迟期以第二肝门为中心环绕 3 支肝静脉，呈特征性"地图状""花斑样"强化。门静脉周围出现水肿带，增强扫描延迟期强化。肝静脉管腔狭窄或显示不清晰。常合并腹腔积液、胸腔积液、胆囊壁水肿、胃肠壁水肿等肝外征象。

（2）药物性肝损伤（drug-induced liver injury，DILI）：影像表现与急性病毒性肝炎相似，T_2WI 肝实质信号增高，肝脏形态基本正常或弥漫性肿大，门静脉周围水肿常见，胆囊体积缩小多见。肝内外胆管变细，肝内胆管二级或三级分支显示不良。MRI 表现不具有特异性，但可通过肝实质信号的改变提示早期肝细胞变性，还可以了解胆道的情况，对梗阻性黄疸进行排除。

（3）非酒精性脂肪肝（nonalcoholic fatty liver disease，NAFLD）：患者丙氨酸氨基转移酶、天门冬氨酸氨基转移酶可以轻度或重度升高，γ-谷氨酰基转移酶可能升高至正常值上限的 2～3 倍。CT 显示肝脏密度减低，MRI 表现为 T_2WI 肝实质信号升高，T_1WI 同反相位和脂肪定量技术可以提示肝实质内脂肪沉积。

📋 病例分析

急性病毒性肝炎的确诊需要根据临床及实验室检查综合分析，影像检查可辅助临床评估病情的严重程度，也可为鉴别诊断提供帮助。急性病毒性肝炎为全小叶病变，病理表现为肝细胞的肿胀、变性、坏死，坏死区肝血窦及网状纤维塌陷，引起不同程度肝血液循环障碍，T_2WI 信号弥漫增高可以早期提示肝细胞肿胀、变性。动脉期门静脉周围或肝外周带多发斑片、楔形强化，延迟期肝脏外周带强化高于肝脏中央区域，主要与肝细胞小灶性坏死，既而汇管区炎细胞浸润，炎细胞从汇管区渗出到周围肝实质引起小叶周围炎症及肝脏局部血流动力学变化有关，包括肝动脉充血、区域性门静脉及肝静脉血流瘀滞。门静脉周围积液是指肝内门静脉周围间隙出现液体积聚，主要原因是各种病因所致的门静脉周围淋巴液回流受阻或淋巴液产生过多导致肝内淋巴淤滞，产生漏出液进入门静脉周围间隙。急性病毒性肝炎患者当正常肝小叶结构被破坏后，肝静脉压力异常升高，最终导致肝内淋巴液大量产生，影像表现为门静脉周围液体信号围绕，增强扫描延时强化。急性病毒性肝炎胆囊受累主要是由于胆囊静脉压增高，囊壁浆膜下水肿及炎细胞浸润，而胆汁引流尚通畅，胆囊腔内压力小于胆囊浆膜张力，增厚的胆囊壁向囊腔内获取空间，胆囊增大不明显，囊腔缩小或消失，黏膜皱缩但连续，呈向心性水肿。腹腔积液多出现于重型肝炎病例中，往往提示病情较重。

📋 关春爽教授病例点评

患者肝功能重度损害，根据实验室检查急性病毒性肝炎诊断明确，MRI 表现为肝脏实质 T_2WI 信号增高，肝脏门静脉周围积液，胆囊壁水肿、增厚，腹腔积液，增强扫描肝脏外周带呈斑片样强化，与急性病毒性肝炎病理改变特征相符合。需要强调的是，影像检查因缺乏特异性，较少用于该病的诊断，从影像学的表现及特点，只能大致看出肝损伤倾向于急性或是慢性，至于是何种原因导致的，以及是何种病毒感染导致的，尚需结合病史及实验室检查确定。此外，影像学检查可辅助临床评估病情的严重程度，也可对肝内病变的鉴别诊断提供帮助。

【参考文献】

1. 陈枫，赵大伟，李宏军，等 . 急性病毒性肝炎的 CT 及 MRI 表现 . 放射学实践，2014，29（8）：965-969.

2. 胡起立，张兰花，宋黎涛，等 . 门静脉周围积液的影像表现分型及临床意义 . 医学影像学杂志，2021，31（4）：616-619.

3. 宋文艳，赵大伟，陈煜，等 . 药物性肝损害的多层螺旋 CT 影像表现 . 中华放射学杂志，2010，44（11）：1171-1175.

4. LEE C U, GLOCKNER J F. MRI of common and uncommon pathologies involving the periportal space：a pictorial essay. Abdominal Radiology，2016，41（1）：149-161.

（吕志彬　关春爽　整理）

病例 24 慢性病毒性肝炎合并肝硬化

病历摘要

【基本信息】

患者，女性，68 岁。主诉：乏力伴腹胀 2 个月。

现病史：发现 HBsAg 阳性 36 年余，反复黑便 7 年余。临床诊断为乙型病毒性肝炎肝硬化，食管胃底静脉曲张破裂出血，胃溃疡伴出血，反流性食管炎，肝性脑病，慢性肝衰竭。

【辅助检查】

丙氨酸氨基转移酶 13.9 U/L，天门冬氨酸氨基转移酶 22.6 U/L，血清总胆红素 17.8 μmol/L，血清直接胆红素 8.4 μmol/L，总蛋白 59.8 g/L，白蛋白 35.9 g/L，球蛋白 23.9 g/L，白蛋白/球蛋白 1.5，胆碱酯酶 2694 U/L，乙肝表面抗原 28.7 IU/mL，乙肝表面抗体 0.72 IU/mL，乙肝 e 抗原 0.40 S/CO，乙肝 e 抗体 0.02 S/CO，乙肝核心抗体 8.70 S/CO。

【影像学检查】

（1）MRI 平扫（图 24-1）：肝脏各叶比例失调，边缘凹凸不平，肝裂增宽，肝实质结节状改变，脾脏增大，腹腔积液。

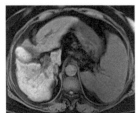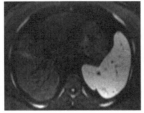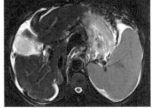

图 24-1 MRI 平扫

（2）MRI增强扫描（图24-2）：门静脉增粗，食道下段及胃底静脉曲张。

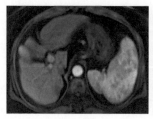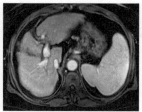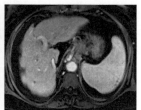

图24-2　MRI增强扫描

【诊断】

慢性病毒性肝炎合并肝硬化。

【诊断要点】

（1）肝脏轮廓凹凸不平，边缘不规则，肝裂增宽。

（2）肝实质纤维组织增生，再生结节形成。

（3）门静脉高压伴侧支循环开放，脾大，腹腔积液。

【鉴别诊断】

该患者腹部影像学检查所见尚需与以下疾病相鉴别。

（1）肝脏异型增生结节（dysplastic nodule，DN）：DN结节由肝硬化再生结节（regenerate nodule，RN）演变而来，分为低级别DN和高级别DN，后者被认为是癌前病变。从RN、DN发展到肝细胞癌（hepatocellular carcinoma，HCC），血供的变化是关键环节，表现为动脉血供逐渐增加、门静脉血供逐渐减少。典型的DN在T_1WI呈高信号，其原因可能与铜沉积或脂肪变、透明细胞改变有关；T_2WI呈低或等信号，原因可能与铁沉积或结节周围的含水纤维分隔有关。部分DN对肝细胞特异性造影剂不摄取。

（2）布加综合征（Budd-Chiari syndrome，BCS）：肝静脉和（或）其开口以上的下腔静脉阻塞所导致的以门静脉和（或）下腔静

笔记

脉高压为特征的临床综合征。典型影像表现为肝脾肿大，大量腹腔积液，肝静脉扩张，肝静脉之间交通支形成，尾状叶增大，增强扫描肝实质不均匀强化。与病毒性肝炎所致门静脉高压不同的是，BCS患者除了在门体间形成侧支循环外，还在肝内形成大量的侧支循环（即肝静脉间交通支建立及副肝静脉开放），这种机制使得阻塞肝静脉引流区域的肝脏血液通过其他肝静脉或副肝静脉流出肝脏，缓解肝脏的淤血状态。

（3）慢性血吸虫性肝硬化：典型的CT表现为肝内纤维化和钙化征象，主要为垂直于肝包膜的条纹状异常密度影，将肝脏分隔成大小不等的区域，肝右叶表现最为明显。慢性血吸虫性肝硬化脾肿大的发生率明显高于肝炎后肝硬化，肿大的程度也较严重，但很少合并胆囊炎、胆石症，腹腔积液的程度也较轻。

病例分析

　　肝硬化是一种常见的由不同病因引起的慢性、进行性、弥漫性肝病，我国以慢性病毒性肝炎引起的肝硬化最为多见。早期肝硬化形态学变化比较少，中晚期肝硬化由于肝细胞损伤严重而广泛变性坏死，如纤维组织增生、脂肪变性、结节再生、假小叶形成，可表现为肝脏密度、大小、形态、边缘轮廓改变，同时由于门静脉高压，还可出现程度不一的侧支循环、脾肿大。临床上观察肝内血流灌注变化和门静脉高压的侧支循环改变可以解释肝硬化的病理学变化及其程度。门静脉系统血液循环回流障碍可引起胃肠道淤血，表现为肠管壁增厚，腹壁、肠系膜及腹膜后脂肪因渗出水肿而密度增高。MRI检查最大的优势是显示肝实质中的纤维组织和各种结节病理变

笔记

化，肝再生结节主要由门静脉支配供血而肝动脉血流无明显增加，再生结节在 T_1WI 为等或稍高信号，在 T_2WI 为等或低信号，结节内信号均匀，T_2WI 低信号多认为与结节内铁质沉积有关。肝再生结节周围均有不同程度的纤维间隔，T_1WI 为低信号，T_2WI 为网格状高信号，增强扫描再生结节无强化，而纤维间隔在动脉期有轻度强化，延迟期强化更加明显。几乎所有的慢性病毒性肝炎患者都有淋巴结肿大，肿大的淋巴结多沿肝及胆管的淋巴引流区域分布，即由肝门到十二指肠的第一段水平。肝硬化通常不是一个静止的过程，而是肝脏炎性损伤、纤维化与再生的动态变化过程，肝硬化微小结节在 10 年内，约 90% 可转变为大结节性肝硬化，因此对于肝硬化患者应进行规范的随访。

关春爽教授病例点评

　　本例患者患慢性乙型病毒性肝炎时间长，肝脏形态改变明显，肝右叶萎缩，肝左叶代偿性增大，门静脉高压伴侧支循环开放，腹腔积液，肝硬化诊断明确。影像学检查从肝脏大小、形态、密度、轮廓、边缘、结节再生、纤维化等肝实质的 CT、MRI 征象变化，到脾脏增大、侧支循环血管显示等，为肝硬化的临床诊断提供了很多客观依据。通过功能成像，还可以观察肝脏血流灌注异常、水分子扩散异常等，为解释肝硬化的病理生理提供基础理论依据。肝内结节 T_1WI 为等信号，T_2WI 为等或稍低信号，符合 RN 的影像表现，增强扫描未见动脉供血结节，肝静脉分支及下腔静脉显示清晰，因此本病例是由慢性病毒性肝炎所致的肝硬化。

【参考文献】

1. 黄仲奎，陆力坚，龙莉玲．慢性肝病及其肝功能储备的扩散加权成像研究．中华放射学杂志，2010，44（12）：1263-1267.

2. 喻健玲，刘亚军．CT门静脉造影对食管胃静脉曲张出血的应用价值．中华医学杂志，2009，89（32）：2283-2285.

3. 廖锦元，黄仲奎，龙莉玲，等．16层螺旋CT体积测量评估肝硬化肝叶大小的价值．临床放射学杂志，2006，25（5）：425-428.

4. KIM S H，KIM Y J，LEE J M，et al. Esophageal varices in patients with cirrhosis：multidetector CT esophagography-comparison with endoscopy. Radilolgy，2007，242（3）：759-768.

（吕志彬　关春爽　整理）

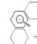

病例 25 肝细胞癌

病历摘要

【基本信息】

患者，女性，48 岁。主诉：发现 HBsAg 阳性 23 年，发现肝占位 23 天。

现病史：患者 23 年前孕检时发现 HBsAg 阳性，肝功能正常，定期复查。1 年前复查发现甲胎蛋白持续升高。20 余天前超声发现肝内占位，甲胎蛋白 200.9 ng/mL，无恶心、呕吐、乏力、发热、黄疸等不适。

【辅助检查】

丙氨酸氨基转移酶 15.5 U/L，门冬氨酸氨基转移酶 16.3 U/L，总胆红素 9.3 μmol/L，直接胆红素 2.8 μmol/L，乙肝表面抗原＞250 IU/mL，乙肝表面抗体 6.40 mIU/mL，乙肝 e 抗原 43 S/CO，乙肝 e 抗体 1.51 S/CO，乙肝核心抗体 6.42 S/CO，乙型肝炎病毒 DNA 测定 0，丙肝病毒抗体 0.04 S/CO，甲胎蛋白 192.5 ng/mL，癌胚抗原 1.7 ng/mL，血清 CA19-9 18.8 U/mL，血清 CA15-3 8.8 U/mL，血清 CA125 32.9 U/mL。

【影像学检查】

（1）CT 扫描（图 25-1）：平扫肝 S_7 段结节呈低密度，增强扫描动脉期快速强化，门静脉期、延迟期病灶廓清，延迟期见环形的强化包膜。

笔记

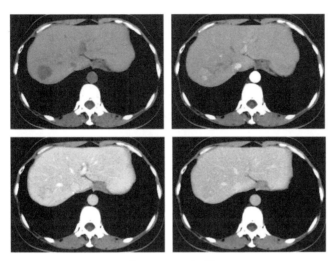

图 25-1　CT 扫描

（2）MRI 扫描（图 25-2）：肝 S_7 段结节，T_1WI 呈低信号（图 25-2C），T_2WI 呈中等高信号（图 25-2A），DWI 显示弥散受限（图 25-2B），肝细胞特异性造影剂增强扫描动脉期病灶明显强化（图 25-2D），门静脉期病灶廓清，肝胆期病灶内未见造影剂摄取，呈低信号结节（图 25-2E、图 25-2F）。

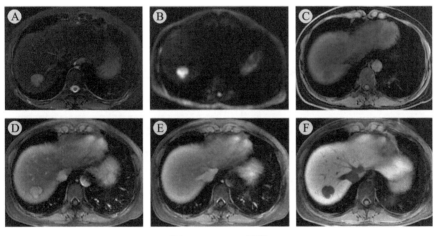

图 25-2　MRI 扫描

【诊断】

肝细胞癌。

【诊断要点】

（1）中年女性，HBsAg 阳性 23 年，甲胎蛋白持续升高。

（2）CT 表现：平扫病灶呈低密度；增强扫描动脉期快速强化；门静脉期、延迟期造影剂廓清；延迟期可见环形的强化包膜。

（3）MRI 表现：T_1WI 稍低信号，T_2WI 中等高信号，DWI 显示弥散受限，增强扫描动脉期快速强化，肝胆期病灶未见造影剂摄取。

【鉴别诊断】

该患者腹部影像学检查所见尚需与以下疾病相鉴别。

（1）富血供的肝脏转移瘤：有原发肿瘤病史；实验室检查常伴有原发性恶性肿瘤相关肿瘤标志物的改变；肝脏单发或多发肿物，伴有不同程度的出血、坏死、囊变，少数伴有钙化，较少伴有肝硬化，较少侵犯血管，门静脉癌栓少见。CT 或 MRI 表现：平扫多数为圆形或类圆形肿物，边界清楚，增强扫描后大多数病灶呈边缘环形强化，称为"牛眼征"或"靶征"。部分病灶在动脉期呈明显强化，延迟期强化减弱，类似 HCC 强化方式，鉴别困难时，需要依靠穿刺活检明确诊断。

（2）肝细胞腺瘤（hepatocellular adenoma，HCA）：多无病毒性肝炎、肝硬化病史，甲胎蛋白阴性，25% 的 HCA 可伴有出血。炎症型 HCA，约 11% 患者病灶内可见微小脂肪。CT 平扫多呈低密度，增强扫描动脉期 HCA 明显强化，门静脉期及延迟期呈持续强化，高于或略高于周围肝实质。MRI 平扫 T_1WI 多呈低信号，T_2WI 呈中等到明显高信号，增强扫描强化方式同 CT。β-catenin 激活型 HCA，CT 平扫多呈低密度，病灶内可见中央瘢痕，增强扫描动脉期呈均匀或不均匀明显强化，门静脉期及延迟期可持续强化，高于或略高于周围肝实质，部分病变于门静脉期可出现对比剂廓清。MRI 平扫

T_1WI 呈均匀或不均匀等信号，T_2WI 多数为等或稍高信号，增强扫描强化方式同 CT。

（3）肝脏局灶性结节增生（focal nodular hyperplasia，FNH）：多见于中青年女性，无肝硬化基础，实验室检查指标正常。CT 或 MRI 表现为大多数 FNH 在 CT 或 MRI 平扫呈孤立的肿块，密度 / 信号接近周围肝实质，边界清晰，密度 / 信号均匀，很少有钙化。部分病灶中可见"星芒状"或"轮辐状"瘢痕。增强扫描动脉期除中央瘢痕外，肿块实性部分呈显著均质强化，门静脉期及延迟期实性部分呈等或略高强化，瘢痕强化，部分病灶延迟期见假包膜强化，病灶周边可见畸形血管（引流静脉）。当使用肝细胞特异性造影剂时，肝胆期表现为等或明显高信号，中央瘢痕表现为低信号。

病例分析

肝细胞癌（hepatocellular carcinoma，HCC）是全球第二大癌症相关死亡疾病，占原发性肝癌的 75% ～ 85%。肝细胞癌发病与多种因素相关，我国 HCC 高危人群主要包括：具有乙型肝炎病毒（hepatitis B virus，HBV）和（或）丙型肝炎病毒（hepatitis C virus，HCV）感染、过度饮酒、非酒精性脂肪性肝炎、其他原因引起的肝硬化及有肝癌家族史等人群，尤其是年龄＞ 40 岁的男性。临床表现有肝区疼痛、腹胀、腹泻、胃部不适、消瘦、乏力、食欲不振、低热、黄疸、腹水等症状。甲胎蛋白是 HCC 诊断和疗效检测过程中最常用的指标。动态增强 CT、多模态 MRI 扫描是明确诊断 HCC 的首选诊断学方法，多模态 MRI 能更好地反映肿瘤内的不同成分，如出血、脂肪变性、囊变坏死等，而钙化的显示不如 CT。肿瘤缓慢生长

笔记

可压迫周围肝组织或引起周围组织纤维化反应，形成假包膜，有时表现为肿瘤周围一圈透亮带，称为"晕圈征"。DWI 多 b 值扫描表现为弥散受限。影像学诊断主要根据为动态增强扫描"快进快出"的强化方式。动态增强 CT 和多模态 MRI 动脉期（主要在动脉晚期）肝肿瘤呈均匀或不均匀非环形明显强化，门静脉期和（或）延迟期肝肿瘤廓清，强化低于肝实质。当使用肝细胞特异性造影剂（Gd-EOB-DTPA）时，肝胆特异期常呈明显低信号，肿瘤侵犯周围微血管时，可表现为肝胆期肿瘤低信号灶的边缘稍低信号区。门静脉期 HCC 可以出现包膜强化。5% ～ 12% 分化较好的小肝癌，肝胆期可以呈稍高信号。由于肿瘤分化程度不同，非环形动脉期高强化、造影剂廓清、包膜强化这三种主要征象并不是全部 HCC 患者会同时出现，有可能只出现一种或两种。肿瘤侵犯大血管（门静脉、肝静脉）和胆管时，可出现管腔内软组织充盈缺损影，增强扫描动脉期可见强化，以及肝内胆管继发性扩张等表现。肝内可以出现播散转移灶，晚期患者还可出现肝门区、腹膜后淋巴结转移，肺部、骨骼和颅脑等转移。

📋 吕志彬教授病例点评

患者，女性，慢性乙型病毒性肝炎，甲胎蛋白持续升高。影像表现为肝 S_7 段结节，密度 / 信号相对均匀，动脉期明显高强化，门静脉期及延迟期造影剂廓清，符合 HCC"快进快出"的强化特点，并可见边缘环形强化包膜，肝细胞特异性对比剂检查显示肝胆期造影剂摄取减低。在动脉期富血供肿瘤中，肝脏转移瘤有原发肿瘤病史，一般具有典型的"牛眼征"或"靶征"表现；肝腺瘤多无肝炎病史，少数强化方式同 HCC，需要病理组织学检查明确诊断；肝脏局灶性结节增生，无肝病基础，可呈现为病变无包膜、典型的中央瘢痕及强化特点，肝细胞特异性对比剂检查显示肝胆期造影剂摄取不减低，据此不难鉴别。

【参考文献】

1. 中国医师协会外科医师分会肝脏外科医师委员会，中国研究型医院学会肝胆胰外科专业委员会. 肝脏良性占位性病变的诊断与治疗专家共识（2016 版）. 中华消化外科杂志，2017，16（1）：1-5.

2. 中华医学会放射学分会腹部学组. 肝胆特异性 MRI 对比剂钆塞酸二钠临床应用专家共识. 中华放射学杂志，2016，50（9）：641-646.

3. 国家卫生健康委办公厅. 原发性肝癌诊疗指南（2022 年版）. 中华外科杂志，2022，38（2）：288-303.

4. GUO J，SEO Y，REN S，et al. Diagnostic performance of contrast-enhanced multidetector computed tomography and gadoxetic acid disodium-enhanced magnetic resonance imaging in detecting hepatocellular carcinoma：direct comparison and a meta-analysis. Abdom Radiol，2016，41（10）：1960-1972.

（崔涛　吕志彬　整理）

笔记

病例 26　肝包虫病

病历摘要

【基本信息】

患者，男性，51 岁。主诉：腹痛 8 天，发现肝囊肿 3 天。

现病史：患者 8 天前无明显诱因右侧季肋区疼痛，为持续性隐痛，咳嗽时可加剧，无放射痛，无头痛、头晕，无恶心、呕吐，无发热、寒战，无尿频、尿急、尿痛等。

个人史：患者 10 年前曾有青海玉树工作生活史。

【辅助检查】

嗜酸性粒细胞计数 1.19×10^9/L，嗜酸性粒细胞百分比 19.82%，单核细胞百分比 12.51%，红细胞计数 3.33×10^{12}/L，血红蛋白 109.6 g/L，平均红细胞血红蛋白含量 32.93 pg，血小板计数 87.2×10^9/L。凝血酶原时间 13.60 s，国际标准化比值 1.26，活化部分凝血活酶时间 24.40 s，纤维蛋白（原）降解产物 6.14 Ug/mL。丙肝病毒抗体 15.37 S/CO。弓形虫抗体 IgG 117.60 IU/mL，巨细胞病毒抗体 IgG 150.50 U/mL，抗单纯疱疹病毒 I-IgG 3.31 COI。动态红细胞沉降率 19 mm/h。$CD4^+$ T 淋巴细胞 1362 个 /μL。降钙素原 0.15 ng/mL。血清肝包虫病抗体阳性。肿瘤标志物均正常。

【影像学检查】

（1）CT 平扫（图 26-1）：肝内多发厚壁囊性病变，囊壁无钙化，病变周边无水肿改变。肝右叶病变内囊液呈均匀水样密度改变，肝左叶病变内密度混杂，可见多发子囊结构，病变整体呈 "车轮征" 改变。

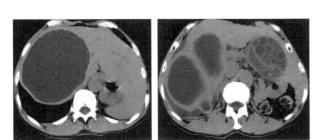

图 26-1　CT 平扫

（2）CT 增强扫描（图 26-2）：病变囊壁及囊内结构增强扫描未见强化，病变周边肝组织无强化。

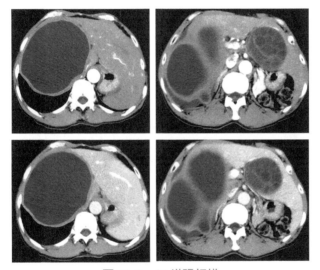

图 26-2　CT 增强扫描

（3）矢状位及冠状位（图 26-3）：显示病变与周边组织结构关系，肝右叶巨大病变将右肾向下挤压移位。

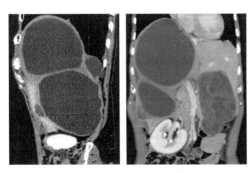

图 26-3　矢状位及冠状位

125

【诊断】

肝包虫病（囊型）。

【诊断要点】

（1）患者既往有疫区生活史，隐匿性起病，以腹部疼痛入院，右侧肝区下可触及包块。腹部 CT 诊断为肝脏多发巨大占位。

（2）嗜酸性粒细胞计数及百分比明显增高，血清肝包虫病抗体阳性。

（3）肝内多发巨大囊性占位，肝左叶病变内可见多发子囊，病变整体呈"车轮征"改变，增强扫描病变不强化。

【鉴别诊断】

该患者腹部影像学检查所见尚需与以下疾病相鉴别。

（1）肝囊肿：先天性肝囊肿需要与单囊型肝包虫病相鉴别。先天性肝囊肿无流行病学史，囊壁较薄且光滑，无钙化，囊液均匀，无"囊沙征""双层壁""子囊"及弧形钙化等影像学特征，免疫学诊断呈阴性反应。

（2）细菌性肝脓肿：需要与合并感染的囊型肝包虫病相鉴别。肝囊型包虫病合并感染常由包虫囊与胆道相通引起，外囊是无血管的一层纤维包膜，所以全身中毒症状轻，但常伴有不同程度的胆管炎表现。细菌性肝脓肿全身中毒症状较重，患者常有寒战、高热等症状，查体可见肝区叩痛，实验室检查可见白细胞、中性粒细胞、C 反应蛋白、降钙素原等感染性指标明显升高。CT 增强扫描显示脓肿壁强化，外周伴有低密度水肿带。MRI 示病灶囊壁及内部分隔可见条状或点状血流信号或强化，脓肿表现为厚壁空洞，其内可见气－液平面，借助包虫免疫试验可以鉴别。

（3）肝囊腺瘤：具有多房样结构，需与多子囊型肝包虫病鉴别。肝囊腺瘤常有向腔内生长的实性壁结节，增强扫描有轻度强化；囊壁多无环形或弧形钙化，囊内分隔可见强化。

（4）肝内胆管细胞癌：肝包虫病与肝内胆管细胞癌均可以出现病灶邻近肝缘的收缩凹陷和病灶边缘胆管扩张，因此需要进行鉴别。肝内胆管细胞癌表现为肝内实性肿块，增强后其边缘显示花边样强化或者内部延迟强化，而肝包虫病灶本身不强化，如果发现特征性的小囊泡和钙化更是区别于肿瘤的重要影像依据。

病例分析

包虫病是呈全球性分布的人畜共患性疾病，包虫病可发生于全身各个脏器，以肝脏居多，其次为肺脏，发生于其他脏器相对少见。包虫病起病隐匿，临床症状无特异性，患者大多有疫区生活史或接触过感染的动物、肉类或毛皮等，影像学检查对肝包虫病诊断起着至关重要的作用，结合血清学检查及病原学检查能够确诊该病。

包虫病又称为棘球蚴病（echinococcosis），是由棘球绦虫的幼虫寄生于哺乳动物体内所致的一种人畜共患疾病。目前感染人体的包虫病主要分为囊型包虫病（cystic echinococcosis，CE）和泡型包虫病（alveolar echinococcosis，AE）两种类型，分别由带绦虫科棘球绦虫属的两种绦虫即细粒棘球绦虫（echinococcus granulosus）和多房棘球绦虫（echinococcus multilocularis）所致。包虫病主要发生于肝脏，其中65%～80%的CE发生在肝脏，而AE则有98%发生在肝脏。CE目前临床上主要使用的标准化分型为WHO包虫病专家工作组在Gharbi超声分型基础上制定并达成共识的分型方案，此分型将CE分为6型：囊型病灶（CE）、单囊型（CE1）、多子囊型（CE2）、内囊塌陷型（CE3）、实变型（CE4）、钙化型（CE5）。并针对包虫的大

笔记

小分为 3 类：直径 < 5 cm，称为小包虫，记为 S；直径为 5 ～ 10 cm，称为中等包虫，记为 M；直径 > 10 cm，称为大包虫，记为 L。生物学特征：有活性（1 组：CE1 和 CE2 型）、过渡型（2 组：CE3a 和 CE3b 型）和无活性（3 组：CE4 和 CE5 型）。CE1 型表现为类圆形囊性病灶，内呈水样密度，囊壁较厚时能够显示，增强扫描病变不强化；CE2 型呈现子囊征象，依据母囊囊液的含量及子囊的排列呈现"囊内囊""轮辐征""蜂房征"，母囊囊液密度高于子囊；CE3 型囊壁分层呈现"双壁征"，内囊壁塌陷，漂浮在囊液中表现为"飘带征"，如合并胆瘘或感染，囊内出现气体，呈现"水上浮莲征"；CE4 型表现为实性软组织密度占位，多能见到较厚的囊壁，囊内密度不均匀，增强扫描病灶边界清楚，不强化；CE5 型囊壁呈厚壳状钙化，囊内容物密度增高，部分或全部钙化。

📋 吕志彬教授病例点评

　　本例患者有明确的疫区生活史，隐匿性起病，辅助检查中嗜酸性粒细胞计数及百分比明显增高，血清肝包虫病抗体阳性。增强 CT 扫描显示肝内多发厚壁囊性占位病变，肝左叶病变内多发子囊，病变整体呈车轮状改变，囊壁及囊内结构均未见强化，符合包虫病的临床和影像表现。CT 的多平面成像技术清晰地显示了病变的大小、位置、结构、形态，以及邻近的脏器是否受侵等形态上的改变，并能显示包虫囊肿的大小范围及周围血管的走行，给患者的鉴别诊断及预后提供了重要的影像依据，给肝包虫病提供了直观的术前评估。本病例是根据流行病学史、临床表现、典型影像征象及免疫学检查结果进行的综合诊断。

【参考文献】

1. 中华医学会放射学分会传染病影像学组，中国医师协会放射医师分会感染影像专委会. 肝包虫病影像学诊断专家共识. 中华放射学杂志，2021，55（1）：5-11.

2. 中国医师协会外科医师分会包虫病外科专业委员会. 肝两型包虫病诊断与治疗专家共识（2019 版）. 中华消化外科杂志，2019，18（8）：711-721.

3. 王永珍，韩秀敏，郭亚民. 肝包虫病的诊断与治疗研究进展. 寄生虫病与感染性疾病，2018，16（1）：47-51.

4. 温浩，栾梅香，杨文光. 肝包虫病的标准化分型及临床意义探讨. 新疆医科大学学报，2002，25（2）：129-130.

（周安　吕志彬　整理）

病例 27　肝脓肿

病历摘要

【基本信息】

患者，男性，30岁。主诉：间断发热1月余，右上腹部不适5天。

现病史：患者1个月前无明显诱因出现发热，体温高峰38.5～39.7 ℃，伴畏寒、寒战，伴乏力、肌肉酸痛。5天前右上腹部胀痛，无恶心、呕吐，无纳差等不适。

【辅助检查】

白细胞计数 7.62×10^9/L，中性粒细胞计数 3.90×10^9/L，淋巴细胞百分比 41.20%，淋巴细胞计数 3.14×10^9/L，单核细胞计数 0.34×10^9/L，嗜酸性粒细胞百分比 2.90%。C 反应蛋白 6.5 mg/L。降钙素原 < 0.05 ng/mL。丙氨酸氨基转移酶 16.0 U/L，门冬氨酸氨基转移酶 16.4 U/L，总胆红素 9.5 μmol/L，直接胆红素 3.4 μmol/L。乙肝表面抗原阴性。甲胎蛋白 3.2 ng/mL，癌胚抗原 40.4 ng/mL，血清 CA19-9 4.0 U/mL。

【影像学检查】

（1）CT 扫描（图 27-1）：肝右叶病灶平扫呈低密度，部分边界模糊；增强扫描动脉期病灶呈环形强化，病灶周围可见一过性斑片状强化，门静脉期及延迟期持续强化，中央可见不规则无强化的液化坏死区。

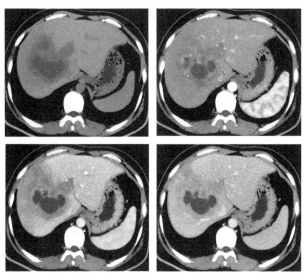

图 27-1　CT 扫描

（2）MRI 扫描（图 27-2）：肝内病灶信号混杂，中央坏死区 T_1WI 呈低信号（图 27-2A），T_2WI 呈高信号（图 27-2B），病变边缘 T_1WI 呈稍低信号，T_2WI 呈稍高信号，DWI 显示病变边缘扩散受限（图 27-2C）。增强扫描动脉期（图 27-2D）病灶边缘环形强化，中央液化坏死区无强化，病灶周围可见一过性斑片状强化；门静脉期及延迟期边缘持续环形强化（图 27-2E、图 27-2F）。

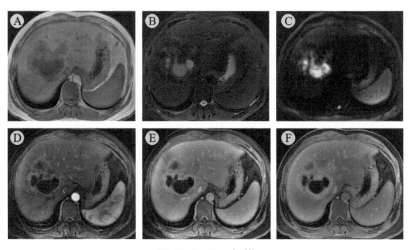

图 27-2　MRI 扫描

【诊断】

肝脓肿。

【诊断要点】

（1）青年男性，间断发热 1 月余，白细胞计数升高。

（2）CT 表现：平扫病灶呈混杂低密度，中央可见液化坏死区，部分边界模糊，增强扫描动脉期病灶呈环形强化，周围一过性灌注异常，门静脉期、延迟期强化持续，呈"花环样"改变。

（3）MRI 表现：T_1WI 混杂稍低信号，T_2WI 混杂稍高信号，中央可见液化坏死区；DWI 病灶实性部分弥散受限。增强扫描动脉期病灶呈环形强化，周围异常灌注，门静脉期、延迟期强化持续，呈"花环样"改变。

【鉴别诊断】

该患者腹部影像学检查所见尚需与以下疾病相鉴别。

（1）周围型胆管细胞癌：约占原发性肝癌的 10%，肿瘤标志物血清 CA19-9 升高可协助诊断。CT 表现为肿块多数位于肝脏外周或包膜下，呈低密度或略低密度，其内可见圆形或不规则形低密度区，多数病灶边界模糊，边缘呈分叶状，可伴有胆管结石或钙化灶，常伴周围胆管扩张或病灶内胆管扩张，邻近肝被膜皱缩，伴有肝内转移时，周围可见小卫星灶；增强扫描动脉期边缘呈轻度或中度强化，周边呈异常高灌注征象，多数病灶门静脉期和延迟期增强扫描影像强化明显，且呈向心性，延迟期病灶内部强化较为明显，若肿瘤中央为瘢痕组织或坏死时，呈"靶样"强化。MRI 一般表现为病灶 T_1WI 呈不均匀低信号，T_2WI 呈不均匀高信号，DWI 扩散受限，可清晰显示扩张胆管，增强扫描其强化方式同 CT 表现。

（2）肝血管瘤：肿块多数呈类圆形或轻度分叶状均匀低密度，

笔记

较大病灶中央可见不规则液化坏死区，少数可见钙化，增强扫描动脉期病灶边缘呈结节状强化，门静脉期及延迟期病灶强化持续，且逐渐向中央填充，延迟期病灶强化程度高于或略高于周围肝实质。MRI T$_2$WI 呈显著高信号。

（3）肝细胞癌：常伴有肝炎、肝硬化病史，多数患者血清甲胎蛋白升高，增强扫描具有"快进快出"的强化特点，肿瘤较大时可伴有中央液化坏死，坏死区的壁不规则，凹凸不平，强化环厚薄不一，强化时间短，延迟期强化减低，可伴有血管癌栓。

病例分析

肝脓肿主要由细菌、寄生虫或者真菌等病原微生物沿胆管、门静脉、肝动脉进入肝实质引起感染导致。肝脓肿分为细菌性肝脓肿和阿米巴性肝脓肿，其中细菌性肝脓肿比较常见，主要表现为发热、寒战、肝区疼痛、肝脏肿大、恶心、呕吐、乏力、食欲不振等，体温可高达40 ℃以上。肝脓肿病理表现为化脓炎症期局部肝组织充血、水肿，大量白细胞浸润；脓肿形成初期白细胞崩解，组织开始液化坏死；脓肿形成期脓腔彻底液化坏死，进而周围肉芽组织增生形成脓腔壁，脓腔壁为3层结构：内层为坏死区，外层由胶原纤维少的肉芽组织构成，最外层为伴有细胞浸润的炎性水肿带。典型肝脓肿CT 征象：好发于肝右叶，肝实质内可见圆形或类圆形低密度灶，早期边界模糊，后期边界清晰，中央为脓腔，密度均匀或不均匀，部分脓肿内出现小气泡，有时可见液平面。脓肿壁表现为"环征"，可以是单环、双环甚至三环。单环代表增强的脓肿壁，周围水肿带不明显；双环代表脓肿壁和周围水肿带；三环代表除了水肿带外，脓

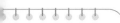

肿壁有两层结构，外层（中环）一般为纤维肉芽组织，强化明显，内层（内环）由炎症组织构成，强化不及肉芽组织明显。典型肝脓肿 MRI 征象：平扫脓腔 T_1WI 呈低信号，T_2WI 呈高信号，脓肿壁信号稍高于脓腔、低于肝实质，增强扫描脓肿壁呈厚薄均匀的环形强化，脓腔内可见气体影，多发脓腔显示蜂窝状或簇集状强化。MRI 较 CT 能更好地显示脓肿周围水肿带，T_1WI 呈稍低信号，T_2WI 呈稍高信号，称为"晕环征"。

📋 吕志彬教授病例点评

　　患者，男性，间断发热 1 月余，高热，伴畏寒、寒战，伴乏力、肌肉酸痛。影像表现为肝右叶病变部分边缘模糊，中央可见液化坏死区，增强扫描动脉期呈环形明显强化，周围斑片状强化，门静脉期及延迟期强化持续，呈"花环样"强化，符合肝脓肿的影像表现。但在诊断过程中，还需注意鉴别周围型胆管细胞癌和肝血管瘤。周围型胆管细胞癌，一般肿瘤标志物血清 CA19-9 升高，中央有瘢痕和液化坏死时，呈"靶样"强化。肝血管瘤无发热、腹痛等临床表现，影像表现为动脉期病灶边缘结节状强化，门静脉期及延迟期填充式强化，即"快进慢出"的强化特点。另外，肝细胞癌较大时，病灶可有液化坏死，此时需要与肝脓肿相鉴别。但肝细胞癌多有肝炎、肝硬化病史，甲胎蛋白升高，影像表现具有"快进快出"的强化特点，不难鉴别。

笔记

【参考文献】

1. 黄庆，熊卫锋，金志勇，等．彩色多普勒超声检查联合超声造影与增强 CT 诊断细菌性肝脓肿的比较研究．长江大学学报（自然科学版），2017，14（20）：41-43.

2. 童朝阳，朱长清，宋振举．细菌性肝脓肿诊治急诊专家共识．中华急诊医学杂志，2022，31（3）：273-280.

3. 潘文彬，姜慧杰．肝脏环形强化病变的影像诊断．中华医学杂志，2018，98（25）：2049-2051.

4. 陈秀琴，柏劲松．肝内胆管细胞癌与不典型肝脓肿的 MRI、CT、DWI 鉴别诊断特征．临床医学研究与实践，2020，5（16）：111-113.

5. 李炳荣，肖扬锐，罗项超，等．肝内胆管细胞癌与不典型肝脓肿的 MRI 鉴别诊断．中华放射学杂志，2019，53（5）：370-374.

（崔涛　吕志彬　整理）

笔记

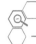

病例 28　急性阑尾炎

病历摘要

【基本信息】

患者，女性，46 岁。主诉：右下腹痛伴间断发热 1 周。

现病史：患者 1 周前无明显诱因出现右下腹痛，每日晚间发热，伴畏寒、寒战，可自行退热。1 天前腹痛加重伴发热 37.7 ℃，麦氏点压痛、反跳痛，轻度肌紧张，右下腹部可扪及包块，患者自发病以来，进食差，每日少量排便，尿量可。

【辅助检查】

白细胞计数 7.10×10^9/L，中性粒细胞百分比 82.51%，中性粒细胞计数 5.86×10^9/L，淋巴细胞计数 0.86×10^9/L，单核细胞计数 0.36×10^9/L，红细胞计数 4.34×10^{12}/L，血红蛋白 113 g/L，血小板计数 203×10^9/L。C 反应蛋白 59.5 mg/L。甲胎蛋白 1.6 ng/mL。癌胚抗原 1.8 ng/mL。血清 CA19-9 3.2 U/mL，CA15-3 7.0 U/mL。

【影像学检查】

CT（图 28-1）：回盲部远端可见阑尾肿大增粗，管壁增厚，腔内积液，伴阑尾周围脓肿形成。盲肠及回肠远端肠壁增厚、阑尾周围脂肪间隙模糊，密度增高，右下腹可见肿大淋巴结影。

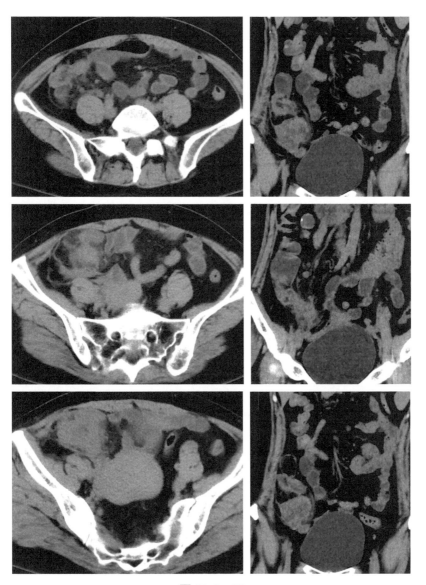

图 28-1 CT

【诊断】

急性阑尾炎伴脓肿形成。

【诊断要点】

（1）中年女性，右下腹痛伴间断发热 1 周，中性粒细胞百分比升高，C 反应蛋白明显升高。

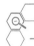
（2）CT表现：阑尾管腔增粗（直径＞6 mm），管壁增厚，管腔内有积液，肠管有张力，阑尾周围脓肿形成，成团块状影。

（3）盲肠、回肠远端、阑尾周围脂肪层发生片状或者条纹状密度增高影，并有阑尾周围筋膜与肠系膜水肿、增厚，周围淋巴结增大。

【鉴别诊断】

该患者腹部影像学检查所见尚需与以下疾病相鉴别。

（1）盲肠憩室炎：是憩室最常见的并发症，原因尚未明确。回盲部结肠憩室炎类似阑尾炎的症状，临床难以区分。CT表现为憩室壁增厚，憩室相邻结肠管壁增厚（厚度≥5 mm），结肠周围脂肪炎性浸润，肠壁增厚，多为偏心、环形，并可见"晕环征"分层结构。盲肠憩室炎患者阑尾正常，能否找到正常阑尾是鉴别盲肠憩室炎与急性阑尾炎的关键。

（2）盲肠肠脂垂炎：肠脂垂炎最常见临床表现是局限性短期疼痛，为固定性腹痛，患者可准确指出腹痛位置，白细胞计数正常或稍高，疼痛可很剧烈，但全身反应表现多不严重。该病好发于双下腹，可能与乙状结肠、盲肠有大量较大的肠脂垂有关。CT平扫可发现结肠周围戒指样或卵圆形低密度脂肪肿块，其外周有一高密度囊壁，增强扫描囊壁可明显强化，中央基本无强化。多数肠脂垂炎患者阑尾正常。

（3）盲肠肿瘤：盲肠为消化道恶性肿瘤的好发部位，腺癌是最常见的，盲肠腺癌占结肠腺癌的25%。盲肠癌很少引起肠梗阻，早期无临床症状，肿块较大或晚期可出现肠梗阻或肠套叠。CT多表现为病变肠壁不规则增厚，肠腔变窄，晚期肠腔可消失并代以软组织肿块影，增强扫描多明显强化且部分病灶见囊变坏死区，病变周围肠系膜脂肪受浸润或纤维化变性，形成不规则条片状高密度影，为"肠系膜混浊征"，也称"云雾征"。

病例分析

急性阑尾炎是外科最常见的急腹症，可发生于任何年龄。阑尾腔的梗阻是诱发急性阑尾炎的基本原因。梗阻可由阑尾扭曲、粪石、寄生虫卵堵塞或瘢痕狭窄等导致，加之阑尾管腔细窄，开口狭小，壁内有丰富淋巴组织，系膜短，阑尾卷曲，是造成阑尾炎发病率高的原因。

典型急性阑尾炎的临床正确诊断率为 70%～80%。当其发生在儿童、孕妇和老年患者中时，诊断尤其困难，单凭临床症状及实验室检查很难正确诊断，需要采用医学影像学检查来进行甄别。阑尾炎的主要 CT 表现是阑尾肠腔内张力增高导致的阑尾增粗、肠壁增厚、肠壁不完整与肠壁内小气泡，并继发阑尾周围炎。阑尾壁不完整、阑尾腔外粪石、阑尾腔外积气说明阑尾穿孔。增厚的阑尾壁中若有小气泡，则说明阑尾壁发生坏死，这也是坏疽性阑尾炎的特异性征象。通过阑尾粪石不仅能帮助判断阑尾所在位置，也能显示出阑尾壁的完整性。就单纯阑尾粪石来说，若没有阑尾增粗、肠壁增厚、阑尾周围炎表现，则不能诊断为阑尾炎。

吕志彬教授病例点评

患者 1 周前无明显诱因出现右下腹痛，伴间断发热 1 周。实验室检查显示中性粒细胞计数正常、百分比增高，C 反应蛋白增高。影像表现为阑尾管腔增粗（直径＞6 mm），管壁增厚，管腔内有积液，肠管有张力，伴阑尾周围脓肿形成。盲肠、回肠远端管壁水肿增厚，阑尾周围脂肪层发生片状或者条纹状密度增高影，并有阑尾周围筋膜与肠系膜水肿、增厚，周围淋巴结增大。根据典型影像表现，可以做出正确诊断。

【参考文献】

1. 张铁，鞠雪，王振威，等 . CT 在结肠憩室炎诊断与鉴别诊断中的价值 . 中国中西医结合影像学杂志，2016，14（5）：586-588.

2. 郑伟基，邓晓雯，杨贞勇，等 . 肠脂垂炎的 CT 诊断附 2 例报道并文献复习 . 影像诊断与介入放射学，2011，20（6）：460-462.

3. 明兵，邹庆，马春，等 . 64 层螺旋 CT 对盲肠病变的诊断 . 实用放射学杂志，2013，29（9）：1448-1451.

4. 葛辉玉，崔立刚，苗立英，等 . 急性阑尾炎的影像学诊断 . 中国医学影像技术，2003，19（5）：639-641.

5. 李建业，周异群 . 实用腹部外科 . 天津：天津科学技术出版社，1999：297-300.

（徐云良　吕志彬　整理）

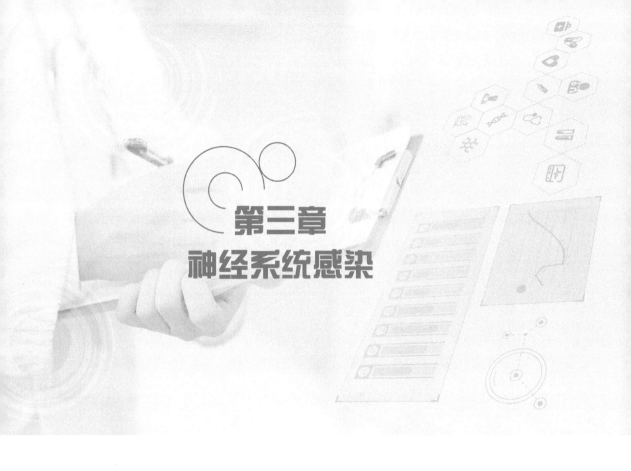

第三章 神经系统感染

病例 29　艾滋病合并隐球菌脑病

📋 病历摘要

【基本信息】

患者，男性，43 岁。主诉：间断发热、头痛 15 个月，发现 HIV 抗体阳性 1 年。

现病史：患者 15 个月前无明显诱因出现发热、头痛，伴恶心、呕吐，经检查后诊断为"艾滋病，隐球菌脑膜炎"，同时启动高效抗反转录病毒治疗（highly active anti-retroviral therapy，HAART），并一直规律服药。半个月前再次出现发热、头痛，伴畏寒、寒战。为求进一步治疗收入院。

141

【辅助检查】

红细胞计数 2.10×10^{12}/L，血红蛋白 79.4 g/L。真菌 D- 葡聚糖＜10 pg/mL。HIV 抗体阳性。HIV 病毒载量 219 copies/mL。$CD4^+T$ 淋巴细胞 72 个 /μL。C 反应蛋白 86.6 mg/L。梅毒阴性。脑脊液压力 180 mmH$_2$O。脑脊液淡黄色、透明，总细胞数 60 个 /μL，白细胞计数 50 个 /μL，白细胞分类计数单核细胞 30%，多核细胞 70%；脑脊液 5 管糖试验阳性，潘氏试验阳性。脑脊液生化检查蛋白升高，281.5 mg/dL，糖 2.88 mmol/L，氯化物 110.0 mmol/L。脑脊液墨汁染色阳性。血清 / 脑脊液新型隐球菌抗原阳性。

【影像学检查】

（1）MRI 平扫（图 29-1）：双侧额顶叶、双侧基底节区见多发斑片状、结节状异常信号影，T$_1$WI 为稍低信号伴局部脑回样稍高信号，T$_2$WI 及 FLAIR 为稍高信号伴局部脑回样低信号，DWI 及 ADC 未见扩散受限。

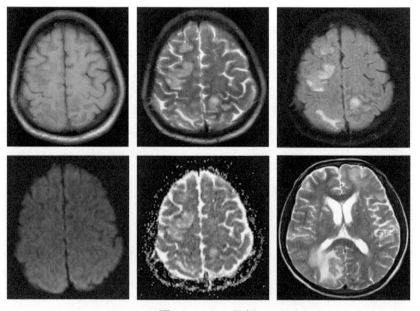

图 29-1 MRI 平扫

（2）增强扫描（图 29-2）：双侧额顶枕叶软脑膜多发点片状、线样明显强化；双侧基底节区未见明显异常强化。

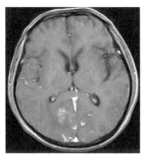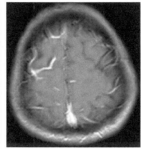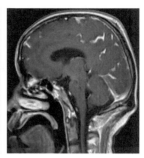

图 29-2 增强扫描

【诊断】

隐球菌脑病。

【诊断要点】

（1）中年男性，艾滋病患者，以发热、头痛及呕吐症状就诊。

（2）脑脊液蛋白升高。脑脊液墨汁染色阳性，血清/脑脊液新型隐球菌抗原阳性。

（3）MRI 表现：双侧基底节区胶样假囊肿形成及血管周围间隙扩大，双侧额顶枕叶软脑膜明显增厚强化。

【鉴别诊断】

该患者影像学检查所见需与以下疾病相鉴别。

（1）艾滋病合并结核性脑膜脑炎：临床一般有结核中毒症状，常同时合并肺、淋巴结等部位结核。发病早期即可出现脑积水，伴有脑膜刺激征阳性和其他脑神经损害症状。影像上可以分为脑实质结核、脑膜结核及混合型颅内结核。艾滋病患者脑实质结核最常见，表现为脑实质多发点状及小环形强化灶，多呈簇集状分布；伴脑膜结核时，颅底池、外侧裂池周围脑膜明显强化。结核性脑膜炎患者

143

脑脊液结核分枝杆菌检出率很低，若不能获得结核分枝杆菌病原学证据，可结合其他部位情况进行试验性抗结核治疗，并根据治疗应答情况进行鉴别。

（2）艾滋病合并弓形虫脑病：患者常表现为发热、头痛、意识模糊、局灶性神经症状或癫痫发作。血清 IgM、IgG 阳性有提示意义。弓形虫脑病病灶常见于脑叶皮髓质交界区及基底节区，病灶多呈结节状，伴大范围水肿及明显的占位效应。增强扫描病灶多呈环形强化，部分病灶 T_2WI、FLAIR 及增强扫描可见"靶征"，是弓形虫脑病典型的 MRI 表现。

（3）艾滋病相关中枢神经系统淋巴瘤：可表现为意识模糊、嗜睡、失忆、轻偏瘫、失语或癫痫发作。病灶常位于大脑中线结构或皮层下，以幕上为主，好发于额颞叶、基底节、胼胝体及脑室周围，常累及胼胝体向对侧大脑半球侵犯。肿瘤实体部分 CT 平扫为等或高密度，周围轻度水肿；T_1WI 和 T_2WI 上为等—低信号，DWI/ADC 上实性部分扩散受限，病灶中心易坏死、囊变，增强扫描多呈环形强化。

病例分析

隐球菌属是一种腐生性真菌，目前已鉴定出 17 个种和 18 个变种，其中对人类致病的主要有两种，即新型隐球菌和格特隐球菌。主要传染源是带菌的鸽粪和土壤（尤其是种植了桉树或针叶类树木的土壤）。隐球菌脑膜炎是艾滋病常见的机会性感染之一，最常见的临床症状是发热、头痛，其次为恶心、呕吐，严重者会出现不同程度的意识障碍（包括嗜睡、昏睡和昏迷）、精神症状及脑功能损害等。隐球菌性脑膜炎脑脊液压力常明显升高，多数大于 200 mmH$_2$O。中枢神经系统隐球菌病的影像表现多种多样，主要分为脑实质改变、脑膜改变及混合型改变。隐球菌沿血管周围间隙侵入脑实质，在血管周围间隙堆积，影像上常见血管周围间隙扩大或胶样假囊肿形成，是其特征性表现。隐球菌肉芽肿主要分布于两侧基底节区及侧脑室旁；脑膜炎多表现为额顶叶软脑膜增厚强化，中晚期可出现脑积水。隐球菌脑病也可继发血管炎、脑膜炎性渗出累及血管外膜，导致坏死性动脉炎，继发血栓及血管闭塞，出现脑梗死。隐球菌脑膜炎的确诊需要病原学依据。

李晶晶教授病例点评

AIDS 合并隐球菌脑病临床多以发热及颅内压增高为首发症状，MRI 表现具有一定特征性。本例在 MRI 上主要表现为脑膜炎及脑膜脑炎改变，脑膜炎为双侧额顶枕叶脑膜增厚强化；脑膜脑炎为双侧基底节区的血管周围间隙扩大或胶样假囊肿形成。艾滋病患者免疫力低下，脑实质内肉芽肿形成较少出现。有文献报道，艾滋病患者经 HAART 后，以脑膜炎及肉芽肿形成改变为主。隐球菌病原学诊断不难，脑脊液墨汁染色、脑脊液和血清隐球菌抗原敏感性及特异性均较高。

【参考文献】

1. 袁虹，胡志亮，许传军 . 艾滋病合并隐球菌性脑膜炎的临床与影像学特征 . 新发传染病电子杂志，2020，5（1）：56-59.

2. "十三五"国家科技重大专项艾滋病机会性感染课题组 . 艾滋病合并隐球菌病临

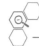
床诊疗的专家共识 . 西南大学学报（自然科学版），2020，42（7）：1-19.

3. 尹悦，李宏军 . 获得性免疫缺陷综合征患者颅内隐球菌感染的临床及影像表现 . 磁共振成像，2021，12（3）：24-29.

4. OFFIAH C E，NASEER A. Spectrum of imaging appearances of intracranial cryptococcal infection in HIV/AIDS patients in the anti-retroviral therapy era. Clin Radiol，2016，71（1）：9-17.

5. KALINOSKI T，MALENFANT J，YIM C，et al. Case report：a case of severe cryptococcal immune reconstitution inflammatory syndrome presenting with brain and intradural abscesses in an HIV patient. Am J Trop Med Hyg，2020，103（2）：713-718.

（陈辉　李晶晶　整理）

病例 30 艾滋病合并脑结核

病历摘要

【基本信息】

患者，女性，43 岁。主诉：反复头痛 3 个月，时有恶心、呕吐，HIV 抗体阳性。

现病史：抗弓形虫治疗近两周，效果不明显。患者无明显发热。

查体：双下肢及右上肢肌力 3 级，双侧巴宾斯基征可疑阳性，克尼格征阳性。

【辅助检查】

红细胞计数 2.57×10^{12}/L，血红蛋白 86.0 g/L；真菌 D- 葡聚糖＜10 pg/mL；脑脊液、血清弓形虫 IgM、IgG 阴性。血清 HIV 抗体阳性，HIV 病毒载量 782 552 copies/mL。$CD4^+$ T 淋巴细胞 2 个 /μL。C 反应蛋白 19.5 mg/L。EB 病毒核酸定量 2.04×10^3 copies/mL。梅毒阴性。脑脊液压力 270 mmH_2O，脑脊液蛋白 110.10 mg/dL，糖 3.40 mmol/L，氯化物 127.00 mmol/L。脑脊液墨汁染色未见新型隐球菌。脑脊液涂片未见细菌、真菌，脑脊液抗酸染色阴性。

【影像学检查】

（1）MRI 平扫（图 30-1）：双侧小脑半球及左侧桥臂不规则结节、斑片状异常信号影，T_1WI 为等—低信号，T_2WI/FLAIR 为不均匀低信号伴周围水肿高信号，DWI 未见弥散受限。第四脑室受压，幕上脑室扩张积水。

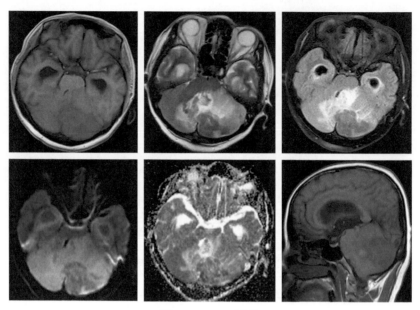

图 30-1　MRI 平扫

（2）MRI 增强扫描（图 30-2）：左侧小脑半球病变呈环形强化，局部壁厚薄不均匀，周围水肿无强化。

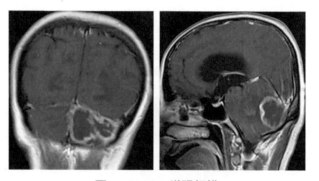

图 30-2　MRI 增强扫描

【诊断】

脑结核。

【诊断要点】

（1）中年女性，AIDS 诊断明确，免疫力极度低下，有头痛、呕吐症状。

（2）CD4$^+$T淋巴细胞2个/μL，脑脊液蛋白升高，腰椎穿刺显示颅内压力增高，按弓形虫脑病治疗后效果不明显。

（3）T$_2$WI为不均匀低信号，DWI未见弥散受限，增强扫描为明显环形强化，邻近左侧小脑半球脑沟内小结节状、线样强化，伴第四脑室受压、脑积水。

【鉴别诊断】

该患者影像学检查所见尚需与以下疾病相鉴别。

（1）弓形虫脑病：临床上脑脊液或血弓形虫IgG检测阳性对疾病诊断有提示意义，治疗后临床症状好转及病变周围水肿减轻者，一般治疗周期较短。弓形虫脑病多发且较常见，多位于幕上、脑叶皮髓质交界区，MRI增强扫描病变呈环形强化，部分病灶表现为"偏心靶征"，其环形增强的病变囊壁张力较颅内结核低，病灶周围多合并水肿，部分病变可见占位效应。

（2）艾滋病相关原发中枢神经系统淋巴瘤：艾滋病常见的定义性肿瘤。颅内病变可呈多发，以幕上分布为主，多位于脑室周围或中线旁，也可见于额叶、颞叶及基底节区，亦可在颅内任何部位，常累及胼胝体，可侵及室管膜、软脑膜，并可沿之播散。MRI平扫病灶边界显示不清，T$_1$WI呈高、稍低或等信号，T$_2$WI呈等、稍高或稍低信号，多数病灶信号不均匀，病变内出血坏死常见，DWI及ADC病变实性成分多表现为扩散受限，增强扫描病变以不规则环形强化为主，病变亦可见"尖角征""握拳征"等表现。病变占位效应及周围水肿相对感染性病变较轻。

（3）细菌性脑脓肿：幕上多见，脓肿壁的内层为炎症细胞带，中层为肉芽和纤维组织，外层是神经胶质层。MRI的典型表现为T$_1$WI脓腔及周围水肿呈低信号，脓肿壁呈等信号；T$_2$WI脓腔及其周围水肿呈高信号，脓肿壁呈等或低信号；DWI（b=1000）病变中心呈高信号、ADC 为低信号。增强扫描脓肿壁呈明显强化。不典型脑结核与细菌性脑脓肿鉴别较困难。

病例分析

结核病是 AIDS 患者常见的机会性感染之一，AIDS 患者并发中枢神经系统结核感染的发病率较高，仅次于肺结核及淋巴结结核。AIDS 并发颅内结核病变分为脑实质型、脑膜型及混合型。结核病灶可沿脑脊液蔓延累及软脑膜、室管膜，引起结核性脑膜炎，AIDS 患者 CD4+ T 淋巴细胞计数明显低下，自身免疫反应降低，导致脑干及脑膜周围渗出减少，脑膜强化较正常患者少；以脑实质结核为著，表现为颅内多发点状及环形强化灶，T_2WI 病灶多呈低信号；DWI 上一般无弥散受限改变。颅内结核的常见并发症是脑梗死、交通性脑积水。脑梗死的原因可能是动脉血管痉挛或血栓形成，其中供应基底节的穿支动脉最易受侵犯；脑积水可能是由于基底池炎性渗出物由于重力作用沉积于脑底部脑池，阻塞局部脑脊液吸收所导致。另外，脑实质病灶占位效应或肉芽肿性室管膜炎阻塞脑室也可引起脑积水。脑结核的诊断需要结合临床表现、辅助检查、影像学与病理检查结果来进行综合判断。

李晶晶教授病例点评

本病例为中年女性，AIDS 诊断明确，免疫力极度低下，有头痛、呕吐症状。双侧小脑半球及左侧桥臂见不规则结节、斑片状异常信号影，T_2WI 病变呈低信号，DWI 壁无明显扩散受限，增强扫描左侧小脑半球病灶明显环形强化，环壁较光整，周围簇集状子灶，周围水肿较明显，首先考虑机会性感染，结核瘤可能。成熟的结核瘤中心为干酪样坏死物质，周围是由纤维组织、上皮样细胞及淋巴细胞组成的壁，因此 T_2WI 上为中心低信号，DWI 上壁扩散不受限，本例影像上诊断为结核瘤，仍需结合临床综合诊断，重点鉴别艾滋病相关原发中枢神经系统淋巴瘤，如前述。

【参考文献】

1. 中国性病艾滋病防治协会 HIV 合并结核病专业委员会，沈银忠，卢洪洲 . 人类免疫缺陷病毒感染 / 艾滋病合并结核分枝杆菌感染诊治专家共识 . 新发传染病电子杂志，2022，7（1）：73-87.

2. 李晶晶，闫铄，薛明，等 . 获得性免疫缺陷综合征并发颅内结核的 MRI 特征及与 CD4[+]T 淋巴细胞计数的关系 . 中国防痨杂志，2018，40（7）：689-695.

3. 马景旭，杨豫新，刘莹，等 . 磁共振 DTI 成像技术在艾滋病合并脑内结核和弓形虫感染中的应用价值 . 新发传染病电子杂志，2019，4（1）：15-19.

4. BAGCHI S，SACHDEV S S，NALWA A，et al. Multiple intracranial space-occupying lesions in a renal transplant recipient from an area endemic for tuberculosis（TB）：TB vs. toxoplasmosis. Transpl Infect Dis，2014，16（5）：838-842.

（陈辉　李晶晶　整理）

笔记

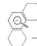

病例 31　艾滋病合并弓形虫脑病

📋 病历摘要

【基本信息】

患者，男性，33 岁。主诉：头痛伴左下肢活动不利两周。

查体：左下肢肌力 4 级。

【辅助检查】

HIV 抗体阳性。HIV 病毒载量 65 896 copies/mL。CD4$^+$T 淋巴细胞 18 个 /μL。C 反应蛋白 1.8 mg/L。梅毒 TRUST 阴性，TPPA 阳性。血清弓形虫 IgM 阴性、IgG 阳性。脑脊液压力 165 mmH$_2$O。脑脊液蛋白略升高，糖、氯化物正常。

【影像学检查】

（1）MRI 平扫（图 31-1）：颅内多发异常信号结节，周围大片状水肿，T$_2$WI 病灶以低信号为著，可见"同心靶征"，以大脑皮层下灰白质交界区分布为著。

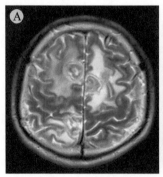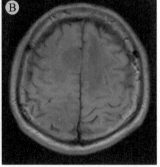

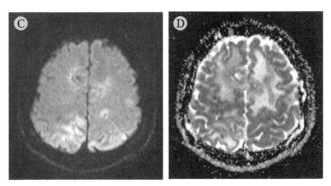

A.T$_2$WI；B.T$_1$WI；C.DWI；D. ADC。

图 31-1 MRI 平扫

（2）MRI 增强扫描（图 31-2）：颅内病变呈多发环形强化灶，部分病变呈"偏心靶征"。

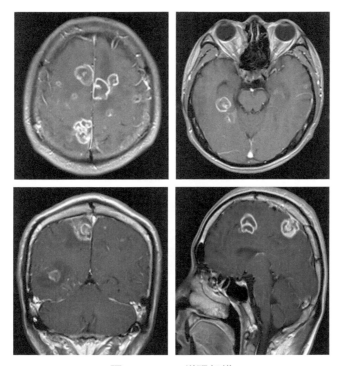

图 31-2 MRI 增强扫描

【诊断】

弓形虫脑病。

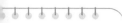

【诊断要点】

（1）青年男性，AIDS 诊断明确，血清弓形虫 IgG 阳性。

（2）颅内多发病灶，T_2WI 低信号提示凝固坏死，并可见典型的"同心靶征"，病灶周围大水肿，增强扫描病变环形强化，部分呈典型的"偏心靶征"。

【鉴别诊断】

该患者影像学检查所见尚需与以下疾病相鉴别。

（1）艾滋病合并脑结核：艾滋病患者容易并发各种严重的机会性感染，发展中国家最常见的机会性感染是结核，其中颅内结核多发病灶最常见。MRI 信号多变，与病灶时期有关，在 T_2WI 上当干酪样坏死（未液化的凝固性坏死）的中心表现为低信号时，肉芽肿环为高信号，周围可见高信号水肿区；当干酪样坏死中心（液化的干酪样坏死）为高信号时，肉芽肿环则表现为低信号，外周被高信号的水肿区包绕，增强扫描为环形强化，环壁相对较规整、光滑，病灶簇集状分布是其特点。DWI 及 ADC 肉芽肿壁多无明显扩散受限。随着 $CD4^+$ T 淋巴细胞计数升高，近脑表面结核结节炎性反应加重，部分破溃至蛛网膜下腔，引起脑膜炎，以基底池及侧裂周围脑膜受累强化，可继发脑积水及基底节区梗死。患者多合并其他部位结核，如肺结核、淋巴结核等。

（2）艾滋病相关原发中枢神经系统淋巴瘤：艾滋病定义性且较常见的恶性肿瘤。颅内病变可呈多发，以幕上分布为主，病变多位于脑室周围或中线旁，也可见于额叶、颞叶及基底节区，亦可在颅内任何部位，常累及胼胝体，可侵及室管膜、软脑膜或硬脑膜，并可沿之播散。病变内出血坏死常见，DWI/ADC 实性成分多表现为扩散受限，增强扫描病变以不规则环形强化为主，病变亦可见"尖

笔记

角征""握拳征"等表现。病变占位效应及周围水肿相对感染性病变较轻。

病例分析

　　弓形虫（toxoplasma gondii）是一种分布广泛的寄生病原体，全球有 1/3 以上的人口受其感染，其侵入并长期存在于受感染宿主的中枢神经系统。当 $CD4^+T$ 淋巴细胞计数低于 100 个 /μL 时，体内弓形虫被再次激活而致病。弓形虫脑病是艾滋病常见的颅内机会性感染之一。弓形虫经血液循环入脑，在 MRI 上多位于灰白质交界区，幕上 / 幕下均可受累，容易累及基底节区，以白质为著，少累及脑室、室管膜及脑膜。MRI 表现为颅内多发环形强化灶，典型者在 T_2WI 及增强扫描上呈"靶征"。T_2WI 上的"同心靶征"，即外周低信号环，壁稍高信号，病灶内部呈现不均匀低信号的结节；MRI 增强扫描的"偏心靶征"：炎性血管沿脑沟方向形成束带状结构，周围坏死；环形病变的壁由组织细胞和增生血管强化构成。"靶征"特异性高，但敏感性低，出现率不足 30%。典型病变发生凝固性坏死，在 T_2WI 呈低信号，DWI、ADC 病变壁无明显扩散受限，病变中心可出现扩散受限，与中心液化程度及含水量有关。病灶周围水肿明显，抗弓形虫治疗 2 ~ 4 周后，水肿、占位效应减轻，病变吸收，试验性治疗有效提示诊断。

谢汝明教授病例点评

　　弓形虫脑病是 AIDS 患者常见的机会性感染之一，中枢神经系统是其最主要的感染器官。弓形虫颅内感染多见于大脑皮层下、基底节区，MRI 表现为多发病灶，病灶分布弥漫，典型 MRI 在 T_2WI 上呈"同心靶征"，增强扫描呈"偏心靶征"；炎性血管沿脑沟方向形成束带状结构，周围坏死；环形病变的壁由组织细胞和增生血管强化构成。病变周围水肿范围广泛，病变增强亦可见"靶征"，其环形增强的病变囊壁张力较颅内结核低。临床上脑脊液或血弓形虫 IgG 检测对疾病诊断有提示意义，治疗后临床症状好转及病变周围水肿减轻者，一般治疗周期较短，多在治疗后 7 ~ 10 天明显好转，如果治疗后好转不明显，应考虑是否并发其他感染可能。

【参考文献】

1. 李晶晶，薛明，陈辉，等．SWI-ILSS 及 DWI 在鉴别艾滋病相关中枢神经系统淋巴瘤与环形强化感染性病变的对比研究．临床放射学杂志，2021，40（12）：2238-2242.

2. 薛明，李晶晶，闫铄，等．艾滋病相关颅内淋巴瘤的 MRI 影像特征及鉴别诊断．医学影像学杂志，2019，29（3）：359-362.

3. LI J, XUE M, LV Z, et, al. Differentiation of acquired immune deficiency syndrome related primary central nervous system lymphoma from cerebral toxoplasmosis with use of susceptibility-weighted imaging and contrast enhanced 3D-T_1WI. Int J Infect Dis，2021，113：251-258.

4. VERMA S, SINGLA V, SINGH A, et, al. Image diagnosis：eccentric target sign of focal toxoplasma encephalitis. Perm J，2020，24（4）：19.

5. 中华医学会放射学分会传染病学组，中国医师协会放射医师分会感染影像专业委员会．获得性免疫缺陷综合征相关脑弓形虫病的影像诊断专家共识．中华放射学杂志，2021，55（4）：347-351.

（李晶晶 谢汝明 整理）

病例 32 艾滋病合并进行性多灶性白质脑病

病历摘要

【基本信息】

患者，男性，31 岁。主诉：口角左歪 1.5 个月，双下肢及左侧肢体无力 1 个月。

查体：口角左歪，反应迟钝，认知力及计算力下降；左上肢肌力 3 级，右上肢及双下肢肌力 5 级。

治疗史：外院按照脑梗死治疗无好转。

【辅助检查】

HIV 抗体阳性，HIV 病毒载量 24 096 copies/mL。$CD4^+$ T 淋巴细胞 26 个 /μL。C 反应蛋白 0.6 mg/L。疱疹组合 Ⅰ + Ⅱ 型抗体（血清）均阴性，EB 病毒 IgM 阴性，血清弓形虫 IgM、IgG 阴性，血清 CMV-IgM 阴性。抗中性粒细胞胞浆抗体谱均阴性。甲状腺抗体谱均阴性。梅毒 TRUST 阴性，TPPA 阴性。血清新型隐球菌抗原阴性。脑脊液压力 150 mmH_2O，脑脊液总细胞数 9 个 /μL，白细胞计数 5 个 /μL，蛋白略升高，糖、氯化物正常。脑脊液墨汁染色未见新型隐球菌。脑脊液抗酸染色未见抗酸杆菌。血、脑脊液免疫性脑病相关抗体均阴性。

【影像学检查】

（1）MRI 平扫（图 32-1）：双侧大脑半球皮层下多发不对称性

T$_2$WI/FLAIR 高信号，主要累及皮质下 U 形纤维，并向深部累及脑室旁白质；在 T$_2$WI 上病变融合，周围多发点状、小片状高信号，呈"银河征""星系征"。

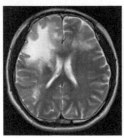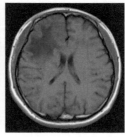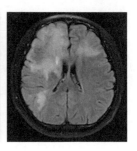

图 32-1　MRI 平扫

（2）DWI 及 ADC（图 32-2）：DWI 病变中心呈等信号，周边与正常脑组织交界区呈稍高信号，相应区域病变中心 ADC 呈高信号，病变边缘 ADC 呈等稍高信号。

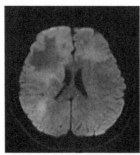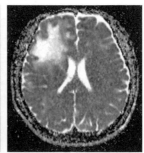

图 32-2　DWI 及 ADC

（3）T$_1$WI 增强扫描（图 32-3）：病变占位效应及强化均不明显。

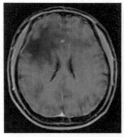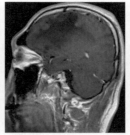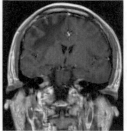

图 32-3　T$_1$WI 增强扫描

笔记

【诊断】

进行性多灶性白质脑病。

【诊断要点】

（1）临床特征：青年男性，HIV 抗体阳性，CD4$^+$T 淋巴细胞极低，AIDS 诊断明确。进行性口角歪斜及肢体无力，按脑血管病治疗无好转。

（2）影像特点：双侧大脑半球皮层下多发不对称性 T$_2$WI 高信号，主要累及皮质下 U 形纤维；在 T$_2$WI 呈"银河征""星系征"；病变无明显扩散受限；经典型 PML 不强化或占位效应均不明显。炎症型 PML 可出现强化及占位效应。

【鉴别诊断】

该患者影像学检查所见尚需与以下疾病相鉴别。

（1）脑梗死：大多数为急性起病，病灶符合血管分布区，HIV 合并梅毒患者易发生脑梗死，此患者无神经梅毒。脑梗死临床常急性起病，多伴肢体功能障碍，MRI 检查病灶在急性－亚急性期表现为扩散受限，即 DWI 上呈高信号，ADC 图信号减低，亚急性期增强扫描因血脑屏障破坏，多见"地图样"或"脑回样"不同程度强化，早期多不强化。

（2）HIV 脑炎：临床上表现为进行性痴呆，影像上病变多累及侧脑室周围的中央白质，而非皮层下以 U 形纤维受累为主，病变对称分布，一般无占位效应，DWI 上扩散未见明显受限，增强扫描后无强化，可伴有局灶或全脑萎缩。

（3）胶质瘤：成人弥漫性胶质瘤常累及多个脑叶，以肢体活动障碍及癫痫起病，多无发热等感染症状。影像上表现为弥漫浸润性生长，肿瘤与正常脑实质间无明确界限，增强扫描部分强化，部分不强

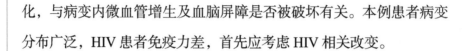

化,与病变内微血管增生及血脑屏障是否被破坏有关。本例患者病变分布广泛,HIV 患者免疫力差,首先应考虑 HIV 相关改变。

病例分析

　　进行性多灶性白质脑病(progressive multifocal leukoencephalopathy,PML)是由 JC 多瘤病毒(JC virus,JCV)感染少突胶质细胞引起的中枢神经系统脱髓鞘疾病,该病主要发生在免疫功能低下的患者中,PML 是艾滋病患者的常见并发症,并且死亡率高。JCV 广泛存在于人体内,尤其是肾及脑组织中,免疫抑制后 JCV 再激活,导致PML。AIDS 患者 JCV 再激活,特异性侵犯少突胶质细胞和星形胶质细胞,导致广泛性、多阶段的脱髓鞘。少突胶质细胞位于神经元胞体附近及轴突周围(位置表浅、皮层下),其轴突包卷神经元形成髓鞘。因此,在影像上典型的 PML 发病部位是大脑皮层下白质,U 形纤维受累,更典型征为"银河征",即 T_2WI/FLAIR 上较大融合病灶周围多发点片状高信号,这种多发点片状异常信号可能是 PML 症状早期表现,随着病程的进展,点状异常信号逐渐相互融合成较大病灶。炎症型 PML 增强后可见强化,多见于 AIDS 患者 HAART 治疗后,可能与患者机体免疫力提高,引起炎性反应、血脑屏障被破坏或血管通透性增加有关。PML 的 MRI 影像表现典型,结合临床病史及脑脊液实验室检查即可诊断。

谢汝明教授病例点评

　　PML 是一种进行性亚急性脱髓鞘疾病,是乳头多瘤空泡病毒引起的机会性感染，主要是由 JCV 再激活感染少突胶质细胞（以皮层下分布为主）导致的脱髓鞘病变。一般发生于细胞免疫反应缺陷患者，如 AIDS、器官移植、免疫抑制治疗后等，预后差。

在影像学上有特异性表现，即病变主要累及双侧大脑皮层下白质（U 形纤维），进一步发展累及深部脑白质，晚期灰质可受累。幕上脑实质病变不对称分布，典型者 T_2WI 呈"银河征"。病变多无强化及占位效应。HAART 后病变增强扫描可见线样及点片状强化，即炎性 PML。炎性 PML 表现为外周环形或不典型强化，病变融合有占位效应。

【参考文献】

1. SANDHU M R，RUTLEDGE R，GRANT M，et al. Slowly progressive fatal PML-IRIS following antiretroviral initiation at CD4+ nadir of 350 cells/mm3 despite CD4+ cell count rise to 900 cells/mm3. Int J STD AIDS，2019，30（8）：810-813.

2. 中华医学会感染病学分会艾滋病丙型肝炎学组，中国疾病预防控制中心.中国艾滋病诊疗指南（2018 版）.新发传染病电子杂志，2019，4（2）：65-84.

3. TRUNFIO M，MANINI C，TRENTALANGE A，et al. The "milky way" galaxy of HIV-related central nervous system immune reaction syndromes. J Neurovirol，2019，25（6）：887-892.

4. 李晶晶，薛明，吕志彬，等.艾滋病并发进行性多灶性白质脑病的 MRI 影像特征及鉴别诊断.临床放射学杂志，2021，40（12）：2273-2276.

（李晶晶　谢汝明　整理）

病例 33　艾滋病相关原发中枢神经系统淋巴瘤

病历摘要

【基本信息】

患者，女性，44 岁。主诉：口角歪斜 1 个月，双眼视力下降 3 周，HIV 抗体阳性 11 年。

查体：左侧额纹及鼻唇沟变浅，左眼上睑闭合障碍，双侧瞳孔不等大。

【辅助检查】

梅毒、CMV、弓形虫、新型隐球菌、结核抗体均阴性。HIV RNA 病毒载量未检测到，CD4$^+$T 淋巴细胞 109 个 /μL，EB 病毒 DNA 912 copies/mL，脑脊液 EB 病毒 DNA 41 900 copies/mL。脑脊液压力 105 mmH$_2$O。脑脊液无色透明，总细胞数 7 个 /μL，白细胞数 5 个 /μL，单核细胞数 4 个 /μL，多核细胞数 1 个 /μL，蛋白 118.8 mg/dL，糖 3.24 mmol/L，氯化物 128.0 mmol/L。脑脊液未见抗酸杆菌。脑脊液墨汁染色未见隐球菌。

【影像学检查】

（1）MRI 平扫（图 33-1）：左侧小脑半球见不规则肿块影，边缘可见分叶，T$_2$WI 呈不均匀稍低信号，DWI 呈边缘环形高信号，相应 ADC 值降低，SWI 示病变边缘及内部见不规则点线样低信号影。病灶周围水肿，第四脑室受压变窄。

笔记

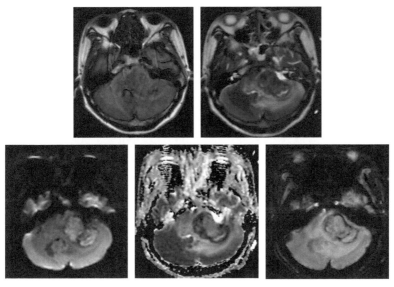

图 33-1 MRI 平扫

（2）MRI 增强扫描（图 33-2）：病变呈明显不规则厚壁环形强化，壁僵硬，可见"尖角征"，中心坏死区未见明显强化。

（3）3D 自旋动脉标记脑灌注成像（图 33-3）：病变区血流灌注减低。

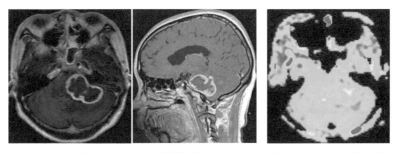

图 33-2 MRI 增强扫描　　　图 33-3 3D 自旋动脉
　　　　　　　　　　　　　　　　　标记脑灌注成像

【诊断】

原发中枢神经系统淋巴瘤。

【诊断要点】

（1）中年女性，HIV 感染，口角歪斜，双眼视力下降，抗感染治疗效果欠佳，血清／脑脊液 EBV 阳性，脑脊液检查蛋白明显升高，糖及氯化物正常范围。

（2）深部中线结构区肿块，伴坏死、囊变及出血，DWI 示实性部分扩散受限；SWI 示病灶边缘及中央不规则低信号。

（3）增强扫描呈明显环形强化伴"尖角征"；病灶区血流灌注减低。

【鉴别诊断】

该患者影像学检查所见尚需与以下疾病相鉴别。

（1）弓形虫脑病：血清 IgM、IgG 阳性有提示意义，但敏感性及特异性欠佳。弓形虫脑病常见于脑叶皮髓质交界区，病灶多呈结节状，病灶周围常见大范围水肿，部分病变可见占位效应，部分病例合并出血。增强扫描病灶多呈环形强化，部分病灶 T_2WI、FLAIR 及增强扫描可见"靶征"，是弓形虫脑病典型的 MRI 表现。

（2）脑结核：发展中国家艾滋病患者最常见的机会性感染是结核。颅内结核 MRI 信号多变，与病灶时期有关，增强扫描为环形强化，环壁相对较规整、光滑，病灶簇集状分布是其特点。DWI 及 ADC 肉芽肿壁多无明显扩散受限。随 $CD4^+$ T 淋巴细胞升高，近脑表面结核结节炎性反应加重，部分破溃至蛛网膜下腔，引起脑膜炎，基底池及侧裂周围脑膜受累强化，可继发脑积水及基底节区梗死。多合并其他部位结核，如肺结核、淋巴结结核等。

（3）高级别胶质瘤：病灶主要位于白质区，常呈 T_1WI 低信号、T_2WI 高信号，内部囊变、坏死多见，T_2WI 信号常高于艾滋病相关原发中枢神经系统淋巴瘤，增强扫描常见花环样强化。血流灌注成像显示高级别胶质瘤实质部分为高灌注，而艾滋病相关原发中枢神经系统淋巴瘤一般血流灌注较低。

笔记

病例分析

艾滋病相关原发中枢神经系统淋巴瘤（AIDS-related primary central nervous system lymphoma，AR-PCNSL）主要是非霍奇金淋巴瘤（Non-Hodgkin's lymphoma），肿瘤位于脑组织、眼睛、软脑膜或脊髓。文献报道称，淋巴瘤在艾滋病患者中的发生率是普通人的 60～200 倍。艾滋病相关淋巴瘤以 B 细胞为主，其中 80%～90% 为弥漫大 B 细胞淋巴瘤。HIV 感染患者的非霍奇金淋巴瘤与免疫抑制、HIV 病毒血症及 EB 病毒感染有关。临床表现包括头痛、局灶性神经功能损害、癫痫发作和认知功能障碍。预后较差（生存时间为 2～4 个月），早期化疗改善（中位生存时间为 1.5 年）。CT 平扫淋巴瘤实性部分表现为等、高密度，对诊断具有重要价值，但对检出病变的敏感性较低。磁共振影像表现以多发病变为主，幕上略多于幕下，病变多位于脑室周围或中线旁，也可位于皮层下；累及胼胝体时，更提示诊断。病理上淋巴瘤多起源于血管周围间隙，呈多中心性向周边浸润性生长，形成非常典型的"袖套样"改变，瘤周水肿重，占位效应较轻。艾滋病相关淋巴瘤颅内病变更容易多发，病灶内出血坏死常见，增强后多呈环形强化。淋巴瘤实性部分扩散受限，DWI 高信号，ADC 值降低，可能与肿瘤丰富的网状纤维、细胞排列紧密，以及细胞质少、核大、核质比高、含水量少有关。最终明确诊断需要依靠组织病理学检查。

李晶晶教授病例点评

AR-PCNSL 以颅内多发病变常见，病变多位于脑室周围、中线旁及皮层下；肿瘤实体部分 CT 平扫为等、高密度，DWI 上扩散受限；病变易出血、坏死，SWI 表现为病变内多发点状及不规则低信号影，增强扫描呈不规则环形强化，外缘亦可见"尖角征"及"握拳征"。应用常规 MRI 序列联合 DWI/ADC 及 SWI，可提高 AR-PCNSL 的诊断准确性。磁共振波谱成像（magnetic resonance spectroscopy，MRS）中淋巴瘤实质内出现高耸的脂质峰对其诊断亦具有特异性。淋巴瘤对糖皮质激素非常敏感，穿刺活检前应用会使诊断准确率明显下降，术前需避免使用激素。AR-PCNSL 需要与弓形虫脑病、脑结核鉴别诊断，早期诊断并治疗可改善患者预后。

【参考文献】

1. MARCUS C，FEIZI P，HOGG J，et al. Imaging in differentiating cerebral toxoplasmosis and primary CNS lymphoma with special focus on FDG PET/CT. AJR Am J Roentgenol，2021，216（1）：157-164.

2. DA ROCHA A J，SOBREIRA GUEDES B V，DA SILVEIRA DA ROCHA T M，et al. Modern techniques of magnetic resonance in the evaluation of primary central nervous system lymphoma：contributions to the diagnosis and differential diagnosis. Rev Bras Hematol Hemoter，2016，38（1）：44-54.

3. 李晶晶，薛明，陈辉，等. SWI-ILSS 及 DWI 在鉴别艾滋病相关中枢神经系统淋巴瘤与环形强化感染性病变的对比研究. 临床放射学杂志，2021，40（12）：2238-2242.

4. 薛明，李晶晶，闫铄，等. 艾滋病相关颅内淋巴瘤的 MRI 影像特征及鉴别诊断. 医学影像学杂志，2019，29（3）：359-362.

5. LI J，XUE M，YAN S，et al. A comparative study of multimodal magnetic resonance in the differential diagnosis of acquired immune deficiency syndrome related primary central nervous system lymphoma and infection. BMC Infect Dis，2021，21（1）：165.

（陈辉　李晶晶　整理）

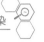

病例 34 艾滋病合并诺卡菌脑脓肿

病历摘要

【基本信息】

患者，男性，25 岁。主诉：HIV 抗体阳性 6 年，间断发热 6 个月，头痛 1 个月。

治疗史：外院间断抗感染 5 个月。

查体：左侧肢体肌力 1 级，右侧肢体肌力 4 级，双侧肢体肌张力基本正常。克尼格征及布鲁津斯基征阳性。

【辅助检查】

白细胞计数 8.68×10^9/L，中性粒细胞百分比 85.80%，$CD4^+$ T 淋巴细胞 4 个 /μL。C 反应蛋白 174.5 mg/L。降钙素原 1.86 ng/mL。血清 HIV 抗体阳性，HIV 病毒载量 92 504 copies/mL。梅毒阴性。脑脊液总细胞数 49 个 /μL，白细胞数 9 个 /μL，单核细胞百分比 23%，多核细胞百分比 77%。脑脊液墨汁染色未见新型隐球菌。

【影像学检查】

（1）MRI 平扫（图 34-1）：双侧大脑半球皮髓质交界区多发类圆形异常信号影，T_1WI 低信号，T_2WI 高信号，中心呈 T_2WI 更高信号，边缘见环形 T_1WI、T_2WI 等信号脓肿壁。

（2）MRI 增强扫描（图 34-2）：增强后病变呈薄壁环形强化，壁光整，部分病变周围可见子灶；病变周围大片水肿，中线结构左偏。

（3）DWI 及 ADC（图 34-3）：DWI 病变中心信号明显增高，相应 ADC 值明显降低。

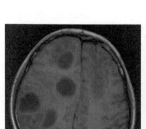
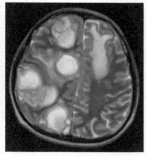
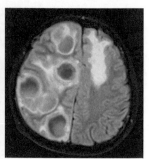

图 34-1　MRI 平扫

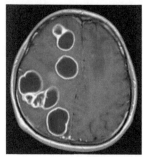
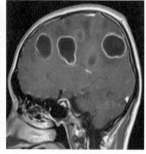
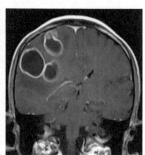

图 34-2　MRI 增强扫描

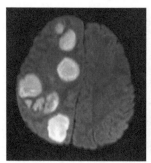
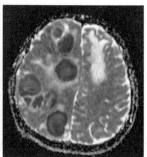

图 34-3　DWI 及 ADC

【诊断】

诺卡菌脑脓肿。

【诊断要点】

（1）患者，青年男性，患有 AIDS，免疫力低下，间断发热 6 个月，反复抗生素治疗效果欠佳。

（2）临床查体克尼格征及布鲁津斯基征阳性，脑脊液白细胞计数升高。

（3）双侧大脑半球皮髓质交界区多发异常信号影，DWI病变中心明显扩散受限；增强扫描呈薄壁环形强化，壁光整，部分病变周围可见子灶。

【鉴别诊断】

该患者影像学检查所见尚需与以下疾病相鉴别。

（1）颅内结核：艾滋病患者常见的机会性感染之一。颅内结核MRI信号多变，与病灶时期有关。病灶坏死部分T_1WI呈略低信号，T_2WI呈不均匀高信号；病灶肉芽肿部分T_1WI呈高信号，T_2WI呈低信号；包膜T_1WI呈等信号，T_2WI呈低或高信号。增强扫描，病灶呈环状强化伴壁结节，簇集状分布是其特点。随着$CD4^+T$淋巴细胞升高，近脑表面结核结节炎性反应加重，部分破溃至蛛网膜下腔，引起脑膜炎，基底池及侧裂周围脑膜受累强化，可继发脑积水及基底节区梗死。患者多合并其他部位结核，如肺结核、淋巴结核等。

（2）隐球菌脑病：艾滋病患者最常见的真菌感染。MRI上多表现为双侧基底节区胶样假囊肿，FLAIR多表现为高信号；增强扫描多无强化，或片状强化；大的假性囊肿可融合为脓肿，出现强化和扩散受限。大部分病例高效抗反转录病毒治疗后，免疫重建表现为额顶叶软脑膜增厚强化。临床确诊需脑脊液墨汁染色阳性和血清或脑脊液隐球菌抗原阳性，其敏感性及特异性均较高。

（3）弓形虫脑病：艾滋病患者常见的颅内机会性感染之一。病灶好发于基底节区和皮髓质交界区，单发少见，多发病变可融合成片状，伴有灶周水肿及占位效应，典型者在T_2WI及增强扫描上呈"靶征"。T_2WI上的"同心靶征"即外周低信号环，壁稍高信号，病灶内部呈现不均匀低信号的结节；增强MRI的"偏心靶征"：炎性血管沿脑沟方向形成束带状结构，周围坏死。环形强化病变的壁由组织细胞和增生血管构成。

病例分析

诺卡菌是一种条件致病菌，广泛存在于海水、淡水、土壤和尘土中，多由呼吸道进入人体，能够引起呼吸系统、皮肤、中枢神经系统和全身播散性感染。诺卡菌感染常发生于免疫功能低下的患者中，包括艾滋病患者、器官移植者等。据研究，中枢神经系统诺卡菌病多由肺部感染经血液播散至脑，脑脓肿是其最常见表现。

脑脓肿的发生和发展是一个连续的过程，根据病理学表现可以分为 3 个阶段。发病 1 周内为急性脑炎或脑膜炎期，脑组织发生局限性炎症、充血、水肿、坏死，伴小静脉炎性栓塞及脑膜反应，镜下可见血管周围多形核细胞浸润。发病后 1～2 周为化脓期，脑内软化坏死区逐渐扩大融合，形成较大脓腔，周围有水肿和炎症，镜下可见大量中性粒细胞浸润。发病后 2～3 周为包膜形成期，脓腔被肉芽组织和增生的胶质细胞包绕，使脓肿壁不断增厚，水肿减轻。镜下脓肿壁分为 3 层，内层为化脓性渗出物、肉芽组织、胶质细胞、大量新生血管和中性粒细胞浸润；中层为大量纤维结缔组织；外层为神经胶质增生、脑组织水肿、增多的血管及白细胞浸润。

李晶晶教授病例点评

患者，青年男性，患有 AIDS，间断发热，反复抗生素治疗效果不佳，中性粒细胞百分比较高，C 反应蛋白增高。影像表现为双侧大脑半球皮髓质交界区多发异常信号影，DWI 病变中心明显扩散受限，增强扫描呈薄壁环形强化，壁光整，部分病变周围可见子灶，MRI 上呈典型的脑脓肿改变。明确有脑脓肿后，还需要进一步甄别产生脓肿的病因，确诊需要病原学的客观依据。一般细菌性感染形成的脓肿，抗感染治疗应该有一定的效果。本例患者抗感染治疗无效，经脑组织宏基因检测及脑脓肿组织培养，证实为诺卡菌感染。

【参考文献】

1. 林昆哲，袁邦清，赵琳，等. 隐源性脑干脓肿一例报道. 中华神经医学杂志，2016，15（4）：409-410.

2. ANAGNOSTOU T，ARVANITIS M，KOURKOUMPETIS T K，et al. Nocardiosis of the central nervous system experience from a general hospital and review of 84 cases from the literature. Medicine，2014，93（1）：19-32.

3. 魏妍荣，文婕. 肺奴卡氏菌病 2 例并相关文献复习. 重庆医科大学学报，2018，43（6）：873-876.

4. WANG H L，SEO Y H，LASAlA P R，et al. Nocardiosis in 132 patients with cancer：microbiological and clinical analyses. Am J Clin Pathol，2014，142（4）：513-523.

5. RAFIEI N，PERI A M，RIGHI E，et al. Central nervous system nocardiosis in Queensland：a report of 20 cases and review of the literature. Medicine（Baltimore），2016，95（46）：e5255.

（邢玉雪　李晶晶　整理）

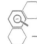
病例 35 梅毒树胶肿

病历摘要

【基本信息】

患者，女性，32 岁。主诉：头痛 5 天，加重伴恶心、呕吐 1 天。

现病史：5 天前无明显诱因出现头痛，位置为右侧，钝痛，持续性，伴恶心未呕吐，无发热、盗汗，无咳嗽及咳痰。

【辅助检查】

C 反应蛋白 1.2 mg/L。血清 HIV 抗体阴性，血清新型隐球菌抗原阴性。梅毒甲苯胺红不加热血清试验（凝集法）（TRUST）阳性，滴度为 1 ： 8。梅毒血清特异性抗体测定（明胶颗粒凝集法）（TPPA）阳性。脑脊液蛋白升高（82 mg/dL），糖、氯化物正常。脑脊液 TRUST 阳性，滴度为 1 ： 2；TPPA 阳性。

【影像学检查】

（1）驱梅治疗前 MRI 扫描（图 35-1）：右侧小脑半球近脑表面见片状异常信号，T_1WI 呈低信号，T_2WI 呈高信号；病灶局部 DWI 呈稍高信号，ADC 值略降低。增强扫描病灶呈结节状强化，周围可见大范围水肿。

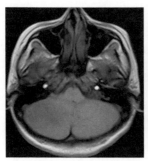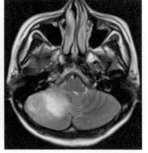

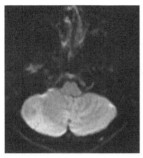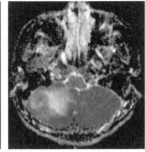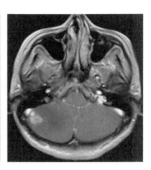

图 35-1 驱梅治疗前 MRI 扫描

（2）驱梅治疗后 MRI 扫描（图 35-2）：病灶大部分已吸收，增强扫描后见淡片状轻度强化。

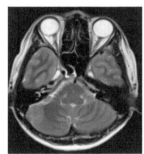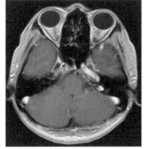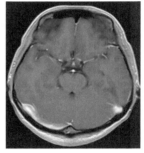

图 35-2 驱梅治疗后 MRI 扫描

【诊断】

梅毒树胶肿。

【诊断要点】

（1）青年女性，急性起病，病程短。

（2）血清及脑脊液梅毒抗体试验阳性，脑脊液 TPPA 阳性，无明确肿瘤病史。

（3）MRI 表现为右侧小脑半球结节灶，有占位效应，周围伴有明显水肿，病变均邻近脑表面，增强扫描后病灶呈结节状强化。

（4）经青霉素驱梅治疗后，患者症状明显改善，颅内病灶也明显吸收。

【鉴别诊断】

该患者影像学检查所见尚需与以下疾病相鉴别。

（1）结核瘤：多有肺部或其他部位的结核感染史。在影像上表现多样，主要取决于病变的病理变化与转归。当病灶以渗出为主时，其炎性细胞含量较多而胶原纤维较少，T_1WI 呈等或低信号，T_2WI 呈高信号，周围的水肿带与病灶分界欠清，增强扫描病灶呈均匀结节状强化。当病灶以增生为主时，T_1WI 呈等或低信号，T_2WI 呈低信号，增强扫描强化不明显。当病灶内干酪样物质出现不同程度的液化坏死时，T_1WI 呈中央低信号，边缘等信号，T_2WI 呈中央高信号，边缘低信号环，增强后呈环形强化，壁厚不均匀。陈旧性结核瘤病灶中央可见钙化。

（2）真菌感染：在机体免疫抑制或降低的情况下，易发生颅内真菌感染，如隐球菌、曲霉菌等。隐球菌感染时，多表现为双侧基底节区胶样假囊肿，这是由于酵母出芽导致血管周围间隙扩张，产生黏液样物质所致。部分病例形成颅内隐球菌肉芽肿，病理上为慢性肉芽肿反应，增强扫描呈结节状、环形、串珠状明显均匀强化，病灶周围可见水肿。临床查脑脊液墨汁染色阳性和血清或脑脊液隐球菌抗原阳性。曲霉菌在糖尿病患者血糖控制不佳时侵袭性强，可通过血液或鼻旁窦、眼眶侵入中枢神经系统，其菌丝易侵及血管形成局灶性血栓或脑梗死。其在 MRI 上 T_2WI 呈低信号，且 DWI 无扩散受限（与菌丝增殖有关），与化脓性脓肿不同；增强扫描呈不规则环形强化。

（3）转移瘤：多见于中老年人，有肿瘤病史。病灶多位于灰白质交界处，为单发或多发，分布相对较散，肿瘤常推移而非浸润脑组织。转移瘤通常在 T_1WI 呈低、等信号，在 T_2WI 呈等、高信号，增强扫描呈明显结节状、环形强化，且强化环通常为圆形或类圆形，厚薄不均，内壁不光整而外壁光滑，病灶周围多有明显的水肿，称"小结节大水肿"。

病例分析

神经梅毒是梅毒螺旋体侵犯中枢神经系统所致的感染性病变，包括 5 型：无症状型、脑膜血管型、脑实质型、梅毒树胶肿、脊髓痨。梅毒树胶肿较为少见，是由梅毒早期强烈的脑膜炎性反应形成的边界清晰的肉芽组织肿块，常来源于脑膜结缔组织及血管周围的脑实质，覆于大脑凸面，与脑实质及脑膜关系密切。其病理改变是在闭塞性动脉周围炎的基础上发生炎性细胞浸润、水肿，局部形成肉芽肿，结构颇似结核结节，中央为凝固性坏死，类似干酪样坏死，其坏死不彻底，弹力纤维尚保存，坏死灶周围肉芽组织中富含淋巴细胞和浆细胞，而上皮样细胞和朗格汉斯细胞较少，病灶周围水肿较重，类似肿瘤。树胶肿吸收、纤维化，可使器官变形，钙化少见。

梅毒树胶肿在 MRI 上表现为与脑膜关系密切的炎性肉芽肿性病变，可为单发或多发病灶，T_2WI 信号不高，提示病灶内凝固坏死及巨噬细胞产生顺磁性游离基，周围水肿带为高信号。增强扫描病灶呈不规则环形强化或结节状强化，部分病例可见邻近脑膜强化，似"脑膜尾征"。

李晶晶教授病例点评

青年女性，急性起病，病程短；脑内病变靠近脑表面，周围伴明显水肿，增强扫描后病灶呈结节状强化，与脑膜关系密切，结合患者血清及脑脊液梅毒抗体阳性，要考虑梅毒树胶肿的可能。临床上需要与结核瘤、真菌感染及转移瘤等相鉴别，对于中老年患者首先要明确是否具有肿瘤病史，除外转移瘤。神经梅毒被称为"伟大的模仿者"，其临床和影像具有多变性，诊断一定要结合血清及脑脊液的梅毒相关检查结果，试验治疗有效提示诊断。

【参考文献】

1. SHI F，JIANG H，SHI Z，et al. Cerebral syphilitic gumma：case report of a brainstem mass lesion and brief review of the literature. Jpn J Infect Dis，2017，70（5）：595-596.

2. SHAO X，QIANG D，LIU Y，et al. Diagnosis and treatment of cerebral syphilitic gumma：a report of three cases. Front Neurosci，2018，12：100.

3. 袁川，戴辉. 树胶肿型神经梅毒 1 例. 临床神经病学杂志，2021，34（6）：478-479.

4. 李雨师，秦冬雪，易梅，等. 树胶肿型神经梅毒的 MRI 表现. 影像研究与医学应用，2020，4（15）：34-35.

5. SASAKI R，TANAKA N，OKAZAKI T，et al. Multiple cerebral syphilitic gummas mimicking brain tumor in a non-HIV-infected patient：a case report. J Infect Chemother，2019，25（3）：208-211.

（邢玉雪　李晶晶　整理）

病例 36 克雅病

病历摘要

【基本信息】

患者，女性，46 岁。主诉：视物模糊、变形 4 个月，进行性神志异常 1 月余。

现病史：患者 4 月余前因与同事发生争执后出现视物模糊、变形，无明显发热、头痛、咳嗽、咳痰、恶心、呕吐等症状。2 月余前出现言语减少，无明显昏迷及意识障碍。1 个月前肢体活动障碍，卧床，并逐渐出现意识障碍，进行性加重。

【辅助检查】

HIV 抗体阴性，梅毒阴性。C 反应蛋白 3.2 mg/L。脑脊液 14-3-3 蛋白阳性。

外院脑电图显示高度异常，可见慢波或尖慢波呈类周期样出现。

【影像学检查】

（1）MRI 平扫（图 36-1）：双侧尾状核头及壳核对称性高信号，以 DWI 序列为著，相应区域 ADC 值降低；左侧岛叶、颞顶叶皮层呈现"花边征"；脑萎缩。

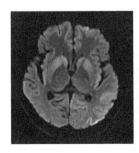
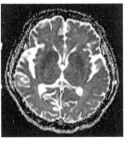

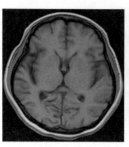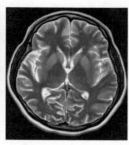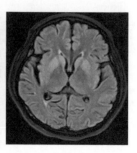

图 36-1　MRI 平扫

（2）MRI 增强扫描（图 36-2）：颅内无明显异常强化。

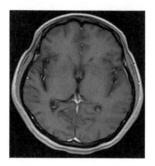

图 36-2　MRI 增强扫描

【诊断】

克雅病。

【诊断要点】

（1）中年女性，慢性病程，进行性视力、神志异常数个月。外院脑电图显示中高度异常，可见慢波或尖慢波呈类周期样出现。脑脊液 14-3-3 蛋白阳性。

（2）双侧尾状核头及壳核对称性 DWI 高信号，苍白球无受累；双侧岛叶、颞顶枕叶皮层 DWI 高信号，皮层无肿胀，左侧颞顶叶皮层呈现"花边征"；中央前、后回未见 DWI 高信号，呈"中央回避征"。

【鉴别诊断】

该患者影像学检查所见尚需与以下疾病相鉴别。

（1）自身免疫性脑炎：是一类由于免疫系统与脑实质相互作用

而导致的急性或亚急性炎性疾病，任何年龄均可发病，急性或亚急性起病；可发生于病毒感染后或与其他部位肿瘤相关。临床表现多样，多数患者出现记忆力减退、精神行为异常等。MRI 上最常见边缘系统受累，急性期表现为一侧或双侧颞叶内侧及海马结构肿胀，T_2WI 及 FLAIR 上信号异常；部分类型自身免疫性脑炎，如 CV2 抗体相关自身免疫性脑炎可表现为双侧纹状体 T_2WI/FLAIR 高信号，DWI 高信号。

（2）韦尼克脑病：因维生素 B1 缺乏导致的急性脑病，一般表现为眼肌麻痹、共济失调和精神症状。常见于慢性酒精中毒和妊娠剧吐患者，韦尼克脑病的影像学表现部分可和克雅病重叠。MRI 表现颇具特征性，表现为乳头体、四叠体、丘脑、第三脑室、第四脑室及中脑导水管周围出现对称性的长 T_1、长 T_2 异常信号，FLAIR 呈高信号，DWI 呈高信号，ADC 值下降。病变早期 MRI 表现为双侧乳头体 DWI 高信号，较为特异。

（3）线粒体脑肌病：是母系遗传线粒体疾病中较常见的临床亚型。好发年龄多小于 20 岁，主要临床表现为反复卒中发作；MRI 表现为病变范围不符合血管分布区的卒中样病变，主要累及脑后部皮层，顶、枕、颞叶皮质，病灶具有可逆性、游走性和进展性的特点。本病急性期 MRI 显示皮层增厚，DWI 为高信号，PWI 高灌注，MRS 病变区、"正常脑实质区"均可见明显乳酸峰。诊断金标准为基因检测，血乳酸水平检查及 MRI 有利于诊断。

病例分析

克雅病（Creutzfeldt-jakob disease，CJD）又称皮质 – 纹状体 –

脊髓变性，是由变异的朊蛋白引起的一种罕见的可传染的慢性、进展性、致死性神经退行性病变。CJD 的主要特点是快速进展性痴呆、肌阵挛发作、视力异常、共济失调等。90% 的 CJD 患者在 1 年内从正常状态到死亡。CJD 临床可以分为 4 型，即散发型、变异型、医源型、遗传型。其中以散发型最常见，年龄中位数约 60 岁，性别无明显差异。CJD 的病理表现主要为朊蛋白异常沉积所致脑组织海绵样变、淀粉斑块形成、神经元丢失及反应性星形胶质细胞增生。

典型影像表现为纹状体（尾状核头及壳核）、大脑皮层或丘脑 DWI 或 FLAIR 高信号，双侧或单侧，对称或不对称均可出现，这 3 个部位可以同时出现或者单独出现。皮层信号改变常常是广泛的线样及小片状，皮层无肿胀，典型者呈"花边征"，无强化和占位效应。丘脑枕高信号可以出现在变异型 CJD，有较高的特异性和敏感度，呈"曲棍球棒征"。

诊断金标准是脑组织活检发现海绵状变性和病理性朊蛋白，但临床应用困难。临床诊断依据脑电图三相波、脑脊液 14-3-3 蛋白检测阳性，后者敏感性较差。因此在散发型 CJD 的诊断标准中，MRI 出现壳核或尾状核异常高信号、丘脑"曲棍球棒征"、皮层 DWI "花边征"，已成为该病诊断的重要参考依据。

谢汝明教授病例点评

CJD 是由朊蛋白引起的一种罕见的可传染的、慢性、进展性、致死性的神经退行性病变。常见于中老年人，表现为快速进展性痴呆、肌阵挛发作、视力异常、共济失调等，病死率高达 100%。辅助检查：脑电图出现典型的三相波、脑脊液 14-3-3 蛋白检测阳性，

MRI 为重要临床辅助检查之一。

　　MRI 表现：散发型患者 MRI 表现为广泛性皮质萎缩，皮层广泛 DWI 高信号，呈"花边征"，中央回回避；双侧纹状体 DWI 对称或不对称性高信号，较少累及苍白球；基底节高信号由前往后逐渐递减。变异型多表现为丘脑"曲棍球棒征"。

【参考文献】

1. 向雅芸，曾春，李咏梅. 自身免疫性脑炎的影像诊断与鉴别诊断. 中华放射学杂志，2020，54（3）：256-260.

2. 张伟，王娟，李婷. 大脑皮层 DWI 高信号病变的 MRI 诊断. 医学影像学杂志，2018，28（5）：702-705.

3. 易欣，刘昊. Creutzfeldt-Jakob 病神经影像学研究进展. 中风与神经疾病杂志，2018，35（5）：472-474.

4. CHATZIKONSTANTINOU S，KAZIS D，KARANTALI E，et al. A meta-analysis on RT-QuIC for the diagnosis of sporadic CJD. Acta Neurol Belg，2021，121（2）：341-349.

5. 王宇军，白玉贞，徐守军，等. 神经影像征象解析（非肿瘤篇）. 北京：科学技术文献出版社，2022：145-148.

（李晶晶　谢汝明　整理）

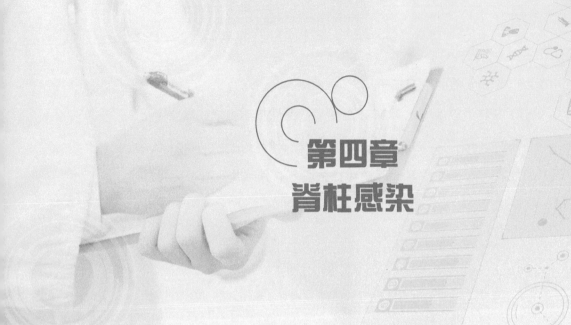

第四章
脊柱感染

病例 37　布鲁菌性脊柱炎

📋 病历摘要

【基本信息】

患者，男性，54岁。主诉：腰痛、反复发热、多汗3个月，腰痛加重3周。

现病史：3个月前无明显诱因出现腰痛，反复发热、多汗，就诊于当地医院，考虑腰椎间盘突出症，给予抗感染治疗，腰痛症状未见好转。患者又行针灸治疗，病程中患者发热、多汗好转，但腰痛仍无缓解，急诊化验查布鲁菌凝集试验阳性，以"布鲁菌病"收入我院。

流行病接触史：有牛群接触史。

【辅助检查】

白细胞计数 5.33×10^9/L，中性粒细胞百分比 42.2%，血红蛋白 147 g/L，血小板计数 217×10^9/L。C 反应蛋白 14.9 mg/L。红细胞沉降率 20 mm/h。梅毒抗体阴性。$CD4^+$ T 淋巴细胞 848 个 /μL。血清 HIV 抗体阴性。结核抗体阴性。布鲁菌凝集试验阳性。甲胎蛋白 2.1 ng/mL。癌胚抗原 4.3 ng/mL。血清 CA19-9 10.1 U/mL。CA15-3 7.6 U/mL。自身抗体均阴性。

【影像学检查】

（1）CT 平扫（图 37-1）：横轴位（图 37-1A）示 L_2 椎体多发虫蚀状骨质破坏伴增生硬化，无死骨形成，呈"花边椎"；冠状位（图 37-1B）示 L_1、L_2 椎体对吻性骨质破坏伴增生硬化，终板破坏呈"类许莫氏结节"，椎体压缩不明显，L_2 椎体前上缘见"鸟嘴样"骨质增生，$L_1 \sim L_2$ 椎间隙轻度变窄。

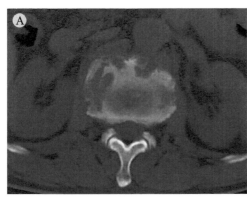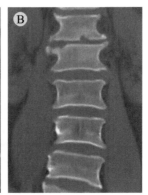

图 37-1　CT 平扫

（2）MRI 平扫及增强扫描（图 37-2）：矢状位示 L_1、L_2 椎体局限性 T_1WI 低信号（图 37-2C），T_2WI 及 T_2WI 压脂像高信号（图 37-2A、图 37-2B），增强扫描呈不均匀强化（图 37-2D）；椎间盘受累，椎间隙轻度变窄；椎体周围可见软组织信号包绕（图 37-2E），呈轻—中度强化（图 37-2F）。

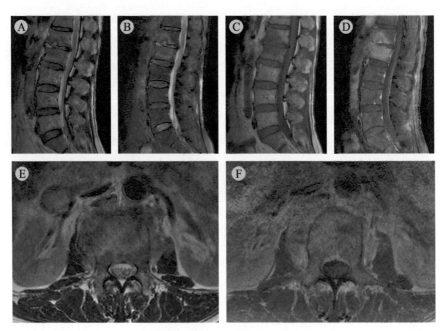

图 37-2　MRI 平扫及增强扫描

【诊断】

布鲁菌性脊柱炎。

【诊断要点】

（1）中年男性，慢性病程，腰痛、反复发热、多汗。

（2）有牛群接触史，虎红平板凝集试验阳性。

（3）L_1、L_2 椎体多发虫蚀状骨质破坏伴增生硬化，边缘呈"鸟嘴样"骨赘。

（4）椎间隙变窄，椎旁软组织包绕。

【鉴别诊断】

该患者影像学检查所见尚需与以下疾病相鉴别。

（1）脊柱结核：有肺结核病史，多表现为无痛或局部轻微疼痛；常累及多个椎体，以胸腰段好发，可呈跳跃性，椎体破坏、椎间隙明显狭窄、周围骨质硬化相对轻微，易出现脊柱成角畸形，常形成椎旁脓肿或腰大肌脓肿，皮肤有时可见窦道形成。

（2）化脓性脊柱炎：60～70岁老年人多见，常急性起病，剧烈疼痛，伴高热，C反应蛋白及白细胞计数升高，金黄色葡萄球菌是常见致病菌。该病可引起椎体骨髓炎及椎间盘炎症，终板侵蚀塌陷，椎间隙变窄，增强扫描呈明显强化；可出现小关节积液、积脓及骨质破坏，75%合并硬膜外或椎旁蜂窝织炎或脓肿，脓肿壁较厚，不规则，增强扫描后呈不均匀或环形强化。

（3）转移瘤：常有原发肿瘤病史，多见于椎弓根，可见骨质破坏伴软组织肿块，椎间隙正常。

病例分析

布鲁菌病是由布鲁菌感染引起的传染病，又称马耳他热、波浪热，是人畜共患的疾病，国内多见于东北和西北牧区，羊是主要传染源，病原菌通过接触破损的皮肤或污染食品传播给人类，布鲁菌经消化道、呼吸道黏膜或皮肤侵入人体后，首先感染附近淋巴结，而后进入血液循环，并不断释放内毒素，随之侵犯肝、脾、骨髓、关节等。病理变化主要为渗出、增生、肉芽肿形成，3种病理改变可以交替发生。

本病临床中男性多于女性，约3：1，以50～60岁最多见，表现为低热、乏力、盗汗、食欲不振、贫血，还伴有其他脏器感染，以呼吸系统和生殖系统感染为主，可见肝、脾、淋巴结肿大，游走性全身肌肉和大关节痛。布鲁菌性脊柱炎（brucella spondylitis，BS）是布鲁菌病的并发症之一，病变可以累及脊柱的任何部位，最早累及终板，与局部血供丰富有关，随后通过髓腔蔓延累及椎体其他部位，晚期累及椎间盘及邻近椎体，骨破坏和修复常并存；最易受累的部位是下腰椎，常侵犯 1～2 个椎体，骨质破坏相对轻，椎弓根一般不累及，破坏部位仅仅局限于椎体边缘，椎小关节可见骨质破坏，通常是直径＜1 cm 的多发类圆形、虫蚀状低密度的骨质破坏，由于破坏程度轻，椎体外形一般保持正常，并且不伴有脊柱后凸畸形。BS 早期感染引起椎间盘水肿，T_2WI 及 T_2WI 压脂序列呈高信号，增强扫描可有强化，晚期可出现椎间隙狭窄、椎间盘结构破坏消失。椎旁脓肿一般比较局限，脓肿壁厚且不规则，一般不超过受累椎体范围，无明显流注征象。韧带炎症可引起前纵韧带、棘间韧带水肿增厚并强化；还可见椎旁软组织肿胀，肌肉与脂肪间隙模糊。

陈七一教授病例点评

中年男性，慢性病程，腰痛、反复发热、多汗，有明确的流行病学史，血清虎红平板凝集试验阳性，影像表现典型，诊断 BS 不难。主要应与脊柱结核鉴别，一般 BS 骨质增生与破坏交替发生，常局限于椎体边缘，呈"花边椎"，死骨少见；椎间盘保留，不易出现后凸畸形；椎旁常见肉芽肿组织增生，小脓肿形成，一般不超过受累椎体。但是脊柱结核形成"冷脓肿"沿腰大肌流注，皮肤可见窦道。

【参考文献】

1. 薛明，谢汝明. 布氏杆菌脊柱炎的 MRI 诊断. 临床放射学杂志，2017，36（9）：1307-1310.

2. 李晶晶，陈七一，吕志彬，等.CT 和 MRI 在布鲁杆菌脊柱炎诊断中的对比研究.中华实验和临床感染病杂志（电子版），2017，11（3）：287-291.

3. 张鹏，杨军妍，丁世斌，等.布氏杆菌性脊柱炎的 MRI、CT 表现.中国临床医学影像杂志，2016，27（4）：278-281.

4. LAIYONG T U，XINMEI L，WENFEI G U，et al. Imaging-assisted diagnosis and characteristics of suspected spinal Brucellosis：a retrospective study of 72 cases. Med Sci Monit，2018，24：2647-2654.

5. 中国防痨协会骨关节结核专业分会，中国华北骨结核联盟，中国西部骨结核联盟.布鲁氏菌性脊柱炎诊断及治疗专家共识.中国防痨杂志，2022，44（6）：531-538.

（薛明　陈七一　整理）

病例 38　腰椎结核

病历摘要

【基本信息】

患者，男性，59 岁。主诉：腰背部疼痛 1 年余，加重伴左下肢疼痛 4 个月。

现病史：患者 1 年前无明显诱因出现腰背部疼痛，活动时加重，4 个月前加重并出现左下肢放射痛，并有间断发热、出汗、乏力，出汗以夜间为主，就诊于当地医院，考虑"腰椎结核"，给予抗结核治疗，仍有腰痛。为求进一步诊治，门诊以"腰椎结核"收入院。

既往史：患者既往检查发现 HIV 抗体阳性，坚持抗病毒治疗。

【辅助检查】

白细胞计数 5.10×10^9/L，中性粒细胞百分比 71.20%，中性粒细胞计数 3.63×10^9/L，淋巴细胞计数 0.92×10^9/L，单核细胞计数 8.60×10^9/L，红细胞计数 4.01×10^{12}/L，血红蛋白 134 g/L，血小板计数 294×10^9/L。C 反应蛋白 59.1 mg/L。红细胞沉降率 38 mm/h。CD4$^+$ T 淋巴细胞 219 个 /μL。γ - 干扰素释放试验阳性。血清结核抗体、布鲁菌抗体、虎红平板凝集试验均阴性。HIV 病毒载量 46 copies/mL。甲胎蛋白 2.3 ng/mL，癌胚抗原 2.2 ng/mL，CA19-9 22.2 U/mL，CA15-3 11.9 U/mL。

【影像学检查】

（1）CT 平扫（图 38-1）：轴位、矢状位骨窗（图 38-1A、图 38-1C）显示 L_2、L_3 椎体密度增高，椎体相对缘终板区骨质破坏，局部可

笔记

见沙粒状死骨；$L_2 \sim L_3$ 椎间隙变窄。轴位、冠状位软组织窗（图 38-1B、图 38-1D）显示双侧腰大肌"冷脓肿"形成，向下流注。

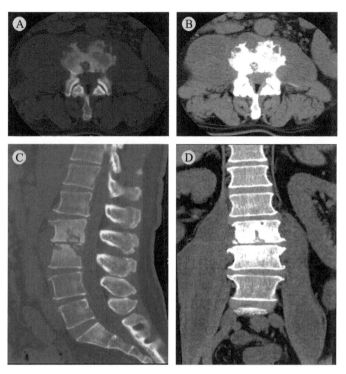

图 38-1　CT 平扫

（2）MRI 平扫及增强扫描（图 38-2）：轴位、矢状位 T_2WI（图 38-2A、图 38-2C ）$L_2 \sim L_3$ 椎间盘破坏，L_2、L_3 椎体水肿，椎体前方、椎管内及两侧腰大肌可见"冷脓肿"形成。轴位、冠状位 T_1WI 增强扫描（图 38-2B、图 38-2D）显示椎管内及两侧腰大肌"冷脓肿"形成，脓肿壁强化。

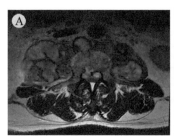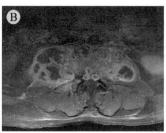

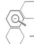

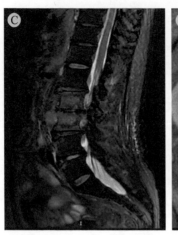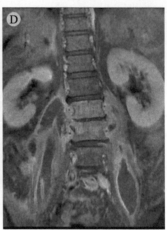

图 38-2　MRI 平扫及增强扫描

【诊断】

腰椎结核。

【诊断要点】

（1）中年男性，艾滋病患者，CD4$^+$T 淋巴细胞 219 个 /μL，间断发热、夜间盗汗、乏力。

（2）2 个以上椎体骨质破坏，呈虫蚀状改变，可见沙粒状死骨。

（3）椎间盘受累，椎间隙狭窄。

（4）病变累及胸腰椎椎体，骨质破坏严重时，可形成成角畸形。

（5）双侧腰大肌及椎管内"冷脓肿"形成。

【鉴别诊断】

该患者影像学检查所见尚需与以下疾病相鉴别。

（1）布鲁菌性脊柱炎：起病缓慢，有低热、疲倦、消瘦、出汗、食欲不振等症状，腰痛较明显。影像学上与腰椎结核的主要鉴别点包括：前者为在骨质增生基础上形成花环样骨破坏区，而后者为椎体或附件的骨破坏区伴死骨形成；前者椎间盘破坏、流注样"冷脓肿"少见，而后者常破坏椎间盘，形成脊柱成角畸形，并可见沿腰大肌流注样"冷脓肿"，有时皮肤可见窦道。

（2）化脓性脊柱炎：起病一般较急，出现高热、寒战等临床症状；病原菌多为金黄色葡萄球菌，感染导致化脓性炎症，中性粒细胞分泌蛋白水解酶，直接溶解破坏椎间盘；椎体及椎间盘破坏进展快，椎体骨质破坏与骨质增生并存，可出现大片死骨，椎旁脓肿不明显。

（3）脊柱转移瘤：中老年多见，常有原发肿瘤病史。CT影像特点常表现为多个椎体及附件受累，单发或多发椎体骨质破坏，呈现"跳跃式"分布，破坏区少见边缘硬化。椎体周围可出现软组织肿块，增强扫描为明显均匀强化。

病例分析

我国为全球结核病高负担国家之一，肺部及肺外结核病疫情较严峻，而脊柱结核是危害较大的一种肺外结核病，临床表现复杂，如果诊治不及时将导致脊柱畸形、神经损害，甚至截瘫，给患者、家庭及社会带来巨大负担。人体感染结核的诱发因素包括营养不良、酒精中毒、吸毒、糖尿病、免疫抑制治疗、艾滋病病毒感染等。

腰椎结核是结核分枝杆菌侵入腰椎而引起的一种继发性感染性疾病，占结核病患者总数的5%～10%，好发于中青年，多继发于肺结核，主要通过血行播散。

腰椎CT能明确显示骨质破坏的范围、严重程度、病灶区死骨及硬化边缘，也可以显示部分软组织异常情况。腰椎MRI能准确显示结核病灶的范围、软组织异常、椎间盘的变化及相应骨髓水肿，对腰椎结核的各项特征早期检出率均较高，诊断脊柱结核效能显著优于 CT。因此二者相结合，优势互补，有助于提高脊柱结核检出率，有效降低腰椎结核误诊率。

陈七一教授病例点评

　　中年男性，艾滋病患者，发烧、盗汗、乏力、腰椎疼痛，影像表现为 2 个以上椎体骨破坏伴死骨形成，椎间盘破坏，双侧腰大肌典型"冷脓肿"形成，提示腰椎结核。与布鲁菌性脊柱炎主要的鉴别点是后者在骨质增生的基础上出现小的破坏区，一般无死骨；椎间盘破坏及脊柱畸形少见；椎旁脓肿局限，一般不超过一个椎体。艾滋病患者继发腰椎结核所累及椎体骨质破坏严重且腰大肌脓肿明显，需要注意与大肠埃希菌、克雷伯菌所致的脊柱炎相鉴别。

【参考文献】

1. JAIN A K, RAJASEKARAN S, JAGGI K R, et al. Tuberculosis of the spine. J Bone Joint Surg Am, 2020, 102（7）：617-628.

2. KANNA R M, BABU N, KANNAN M, et al. Diagnostic accuracy of whole spine magnetic resonance imaging in spinal tuberculosis validated through tissue studies. Eur Spine J, 2019, 28（12）：3003-3010.

3. 陈轶，郭宝琴，李华. 布氏杆菌脊柱炎与脊柱结核的 MRI 影像鉴别诊断. 实用放射学杂志，2019，35（11）：1809-1812.

4. 张宁，曾献军，何来昌，等. 成人非特异性化脓性脊柱炎 MRI 分型及其临床意义. 中国医学影像技术，2019，35（5）：740-744.

（徐云良　陈七一　整理）